I0068458

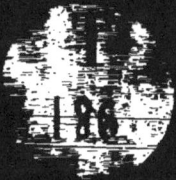

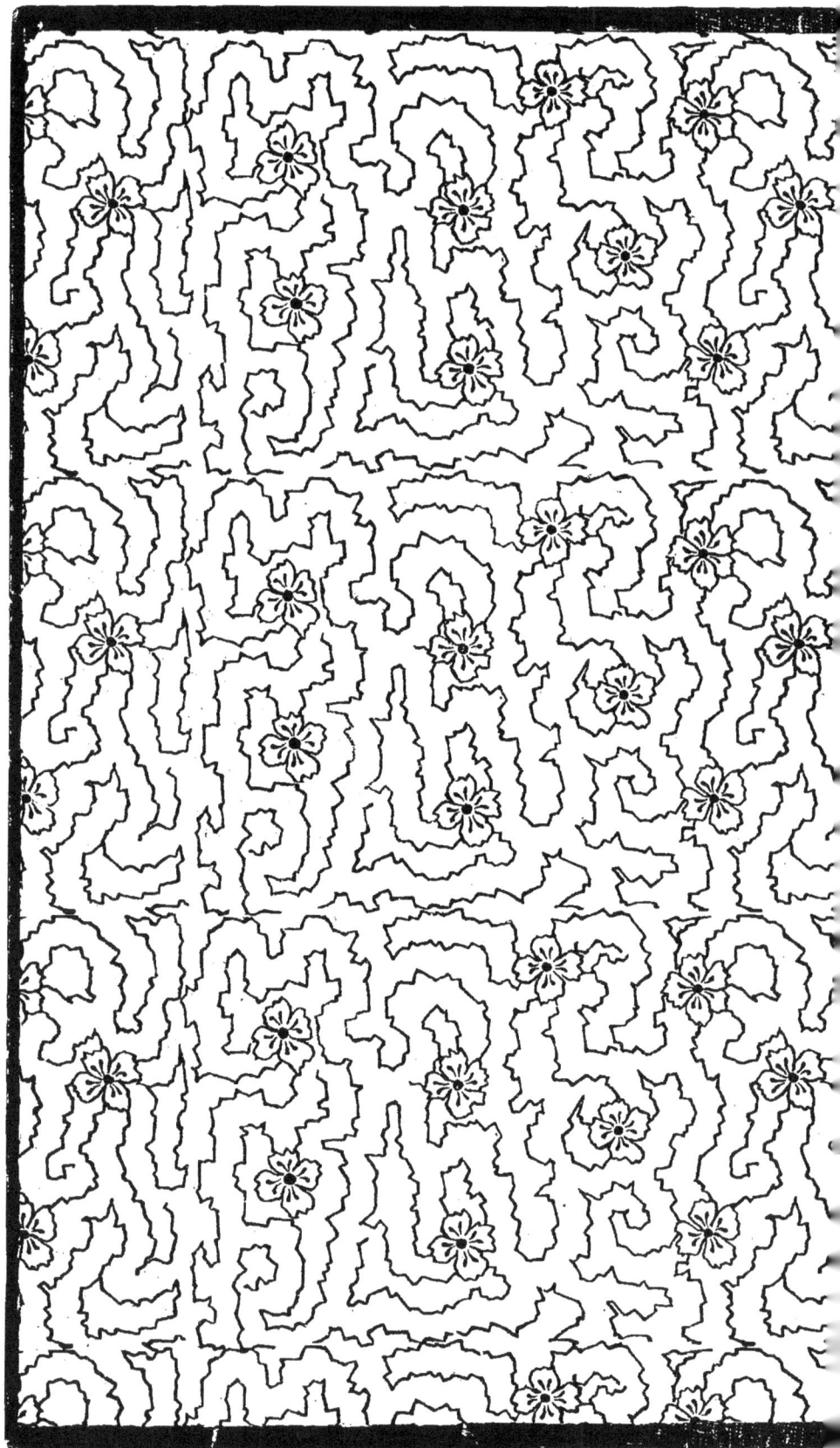

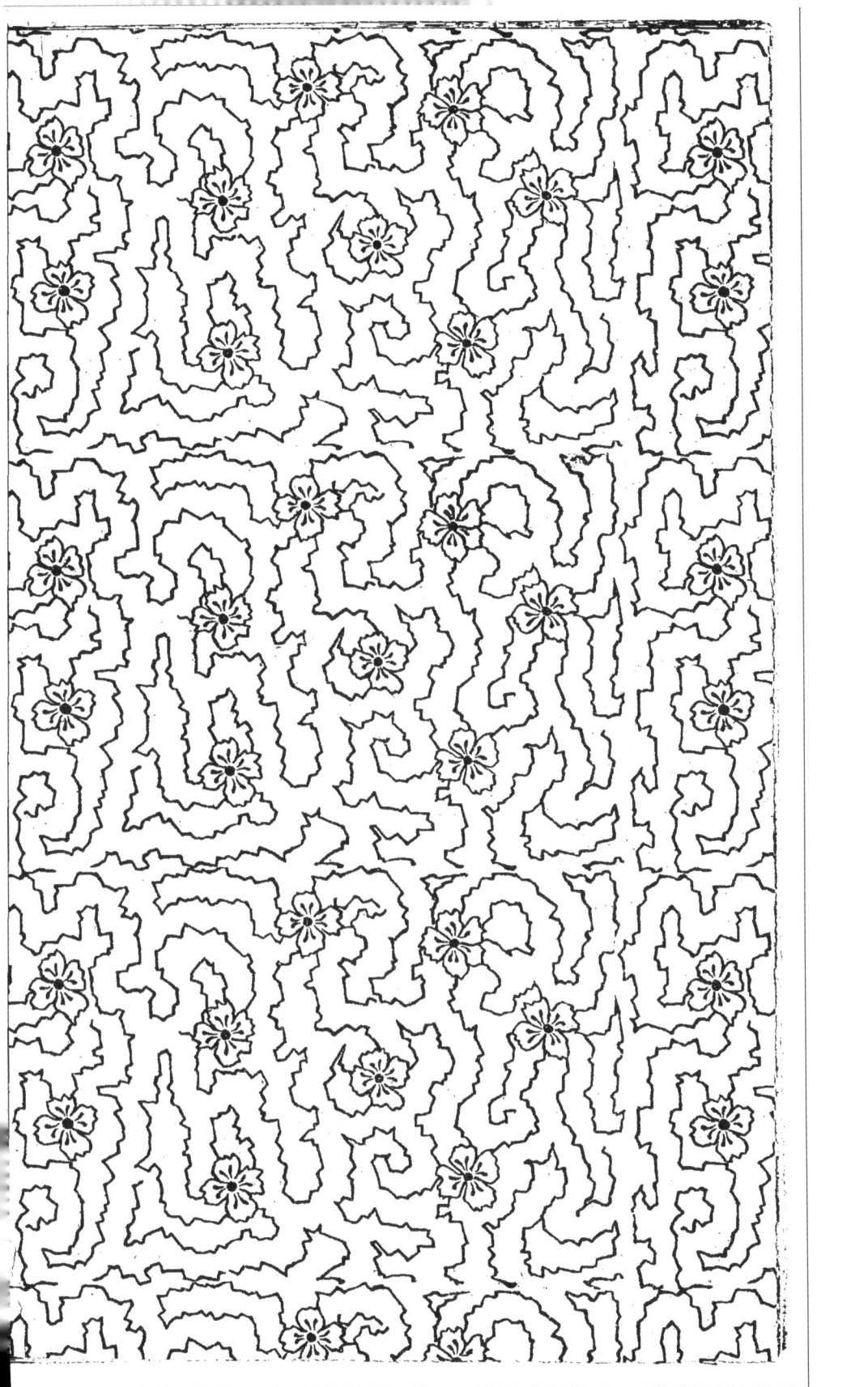

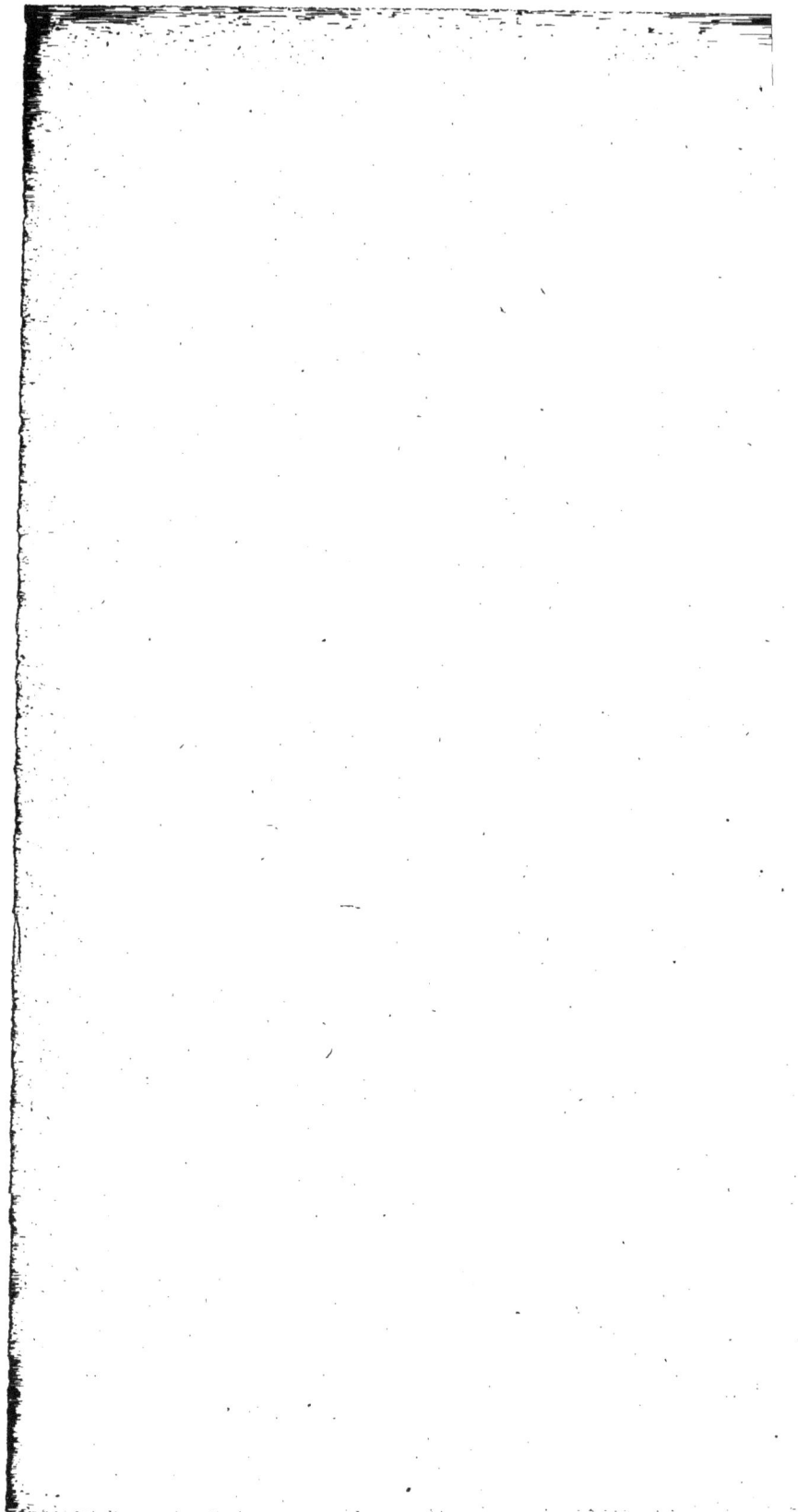

Notes

SUR LES

MÉDECINS, CHIRURGIENS, APOTHICAIRES

& Sages-Femmes

DE GUÉRET

Aux XVIIe et XVIIIe Siècles

Par le Dr F. VILLARD

(DE GUÉRET)

Ancien Interne des Hôpitaux de Paris

GUÉRET

Imprimerie-Librairie A. BETOULLE

6, RUE DE LA MAIRIE, 6

—

1904

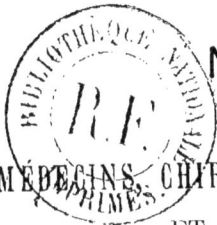

NOTES

sur les

MÉDECINS, CHIRURGIENS, APOTHICAIRES

ET SAGES-FEMMES

DE GUÉRET

AUX XVIIᵉ ET XVIIIᵉ SIÈCLES

BIBLIOTHÈQUE NATIONALE R.F. IMPRIMÉS

m3
186

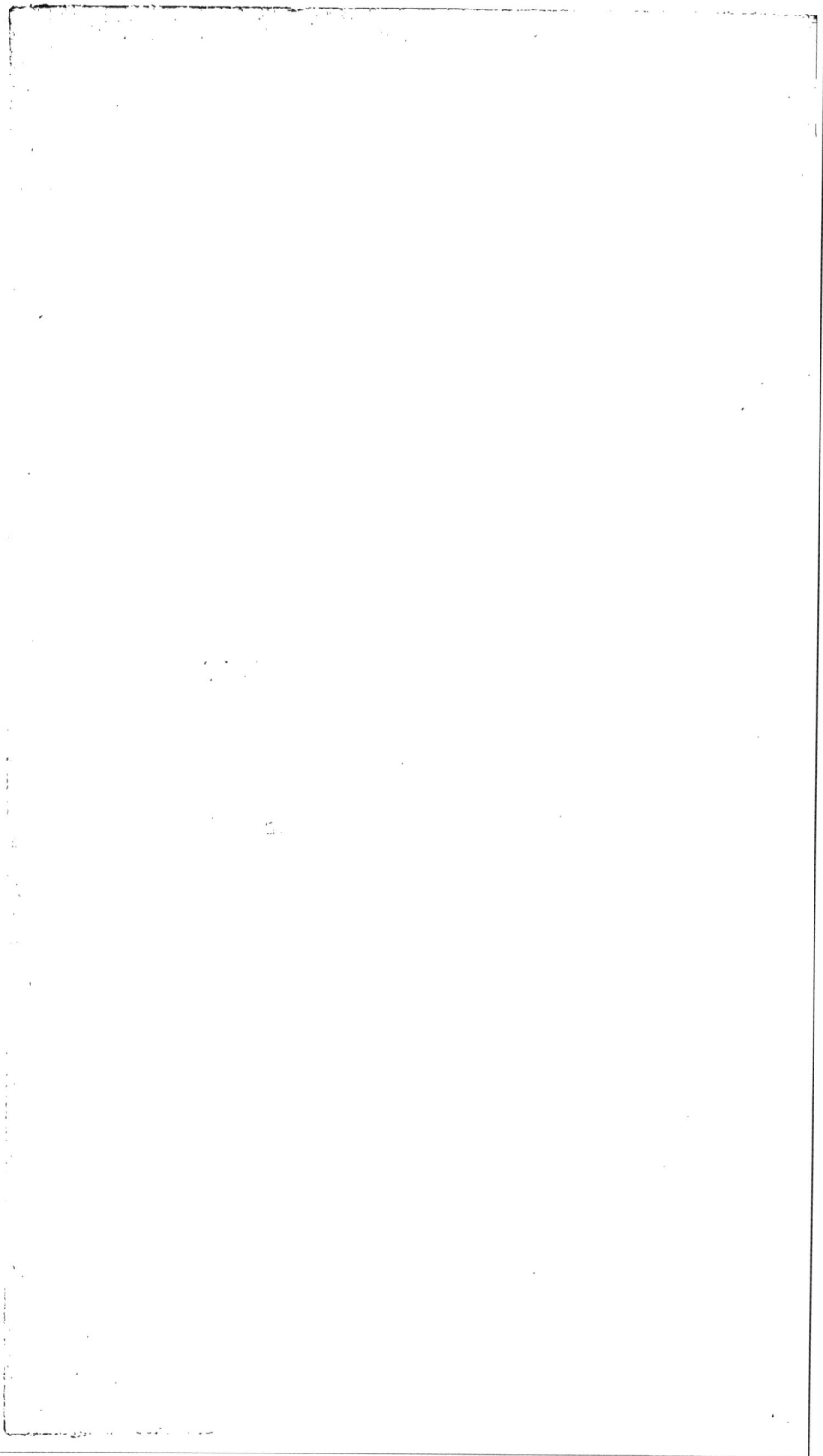

Notes

SUR LES

MÉDECINS, CHIRURGIENS, APOTHICAIRES

& Sages-Femmes

DE GUÉRET

AUX XVIIe et XVIIIe Siècles

Par le Dr F. VILLARD

(DE GUÉRET)

Ancien Interne des Hôpitaux de Paris

BIBLIOTHÈQUE NATIONALE
R.F.
IMPRIMÉS

GUÉRET

Imprimerie-Librairie A. BETOULLE

6, RUE DE LA MAIRIE, 6

—

1904

NOTES

SUR LES

Médecins, Chirurgiens, Apothicaires et Sages-Femmes

DE GUÉRET

Aux XVIIe et XVIIIe Siècles

Parler des médecins, chirurgiens et apothicaires qui, au cours du XVIIe et du XVIIIe siècle, furent appelés à exercer leur profession dans une petite ville n'est pas toujours chose facile, cette petite ville eût-elle été capitale de province. Un pareil sujet, traité avec les détails qu'il comporte, ferait cependant l'objet d'une étude fort curieuse et des plus instructives, car la connaissance des diverses particularités qui se rattachaient alors, aussi bien qu'aujourd'hui du reste, à l'exercice de la pratique médicale, chirurgicale et pharmaceutique, ne manqueraient pas assurément de nous initier aux habitudes et aux mœurs disparues des habitants de la cité et de nous faire pénétrer pour ainsi dire dans leur vie intime. Malheureusement, la difficulté est très souvent presque insurmontable ; elle résulte surtout de la pénurie des renseignements locaux recueillis. Sur ce dernier point, en ce qui concerne la ville de Guéret, capitale de la Haute-Marche, malgré des recherches nombreuses et prolongées, nous n'avons pu réaliser qu'une maigre moisson, bien insuffisante pour satisfaire une curiosité même peu exigeante. Quoi qu'il en soit, nous allons exposer, dans les lignes qui suivent, les quelques faits que nous avons notés, avec la pensée qu'on ne les trouvera peut-être pas absolument dénués d'intérêt.

Tout d'abord, il semble nécessaire de dire un mot de la Cité, où va s'exercer l'action des praticiens, auxquels nous faisons allusion. A la fin du XVIIe siècle, elle compte cinq cent quarante feux et environ deux mille trois cents habitants. Quatre-vingts ans plus tard, en 1780, ces chiffres n'ont pas sensiblement augmenté et le nombre des habitants ne semble guère dépasser deux mille cinq cents.

Quels sont les éléments qui constituent cette population ? De nobles, il n'y en a point pour ainsi dire, car on y compte seulement quatre ou cinq écuyers (1). Les membres du clergé atteignent en moyenne le chiffre de quarante. Les bourgeois sont très nombreux; ils occupent le premier rang et affichent des prétentions à la noblesse, dont ils jouissent de quelques-uns des privilèges, achetés à beaux deniers comptants. Sans parler des gens de loisir et de plusieurs fonctionnaires de divers ordres, administrateurs ou autres, on est frappé surtout de constater l'existence d'une quantité considérable de « gens du Roy » et d'officiers de judicature. Là, se trouvent en effet réunis huit juridictions au moins, juridictions qui groupent autour d'elles, outre les avocats, les procureurs, les notaires, les greffiers et les huissiers, une foule d'autres hommes d'affaires, tels que des praticiens, des clercs, des sergents, des commis, etc., en un mot, tous ceux qui peuvent espérer tirer quelque profit de la pratique de la « chicane. »

Le peuple, proprement dit — artisans et ouvriers — est laborieux et économe. Séparé de la bourgeoisie,

(1) « On a appelé Ecuyers, du mot latin *scutarii*, ceux qui accompagnaient les Grands Seigneurs dans les armées, et qui portaient leur Écu... D'après cette dénomination, la qualité d'écuyer a été affectée au dernier degré de noblesse : et c'est celle que prennent aujourd'hui les simples gentilshommes et les ennoblis. » *(Collection de Denisart — 1768.)*

qui le tient soigneusement à l'écart, il travaille et pourvoit aux besoins matériels de la cité, sans toutefois se livrer, en dehors de l'enceinte de cette dernière, à aucune industrie quelque peu importante, à aucun commerce étendu.

Dans les rues de la ville, on voit tous les jours circuler une foule de gens, dont l'allure, l'attitude, la physionomie trahissent les préoccupations qui les assiègent. Ce ne sont pas des habitants de la cité, mais simplement des plaideurs, attirés par le souci de leurs affaires, et venus de tous les points de la province pour grossir les épices des juges.

L'intendant Le Vayer, que ses fonctions conduisirent à Guéret en 1698, a décrit cette ville et ses habitants d'une manière fort laconique, mais très expressive. « .... Elle est située, dit-il, entre les montagnes et dans un fond si peu agréable qu'il est surprenant que tant de personnes aient pu se résoudre d'y demeurer. Leurs visages aussi sont tout plombés ; leur humeur est noire et sauvage et l'envie et la discorde les y rongent éternellement. D'ailleurs fort industrieux et grands ménagers.... » Ce tableau sévère nous semble quelque peu exagéré : il ne saurait en tous cas s'appliquer à la population entière de la ville et nous sommes fondé à penser qu'il y a lieu à ce sujet de faire une distinction. Le Vayer n'a voulu évidemment parler que des fonctionnaires et des magistrats, dont il était venu apprécier les aptitudes et contrôler les actes, en même temps que la conduite; avec ces derniers seuls, il s'était trouvé en contact et son inspection ne s'était pas étendue en dehors d'eux. Du reste, le peuple, qui travaille et qui peine, n'a pas le loisir de se laisser « ronger par l'envie et la discorde. » Dans les lignes que nous avons rapportées, Le Vayer n'a sûrement pas songé à faire allusion à lui, car il ne semble pas l'avoir vu et paraît l'avoir complètement ignoré.

I

En dehors des chirurgiens dont nous nous occuperons bientôt, le nombre des médecins proprement dits paraît avoir été toujours relativement restreint à Guéret. Il ne semble pas qu'à aucun moment, au cours de la période que nous envisageons, on ait pu en compter plus de deux y exerçant simultanément leur profession. Il est vrai de dire qu'un ou deux médecins, auxquels étaient adjoints un nombre au moins égal de chirurgiens, pouvaient amplement suffire et au-delà, pour répondre aux besoins de la population restreinte de la ville et à ceux des habitants des paroisses environnantes.

La plupart des médecins qui se sont succédé à Guéret, au cours des XVIIe et XVIIIe siècles, semblent tous avoir été originaires de la Haute-Marche. Quelques-uns, cependant, appartenaient à des provinces assez éloignées et avaient été conduits dans la cité à la suite de circonstances que, faute de documents, il n'est pas aisé de faire connaître. C'est ainsi qu'en 1699 vont s'établir à Guéret Gabriel Bouessard du Chesnat, « natif d'Angers. » Le dix-neuf décembre de cette même année, Bouessard du Chesnat, pour se conformer aux édits et ordonnances, comparaissait devant Louis-Antoine de Madot, lieutenant général de la Sénéchaussée, et sollicitait de lui son inscription sur les registres du greffe, en vue d'être autorisé à exercer la médecine dans la capitale de la Haute-Marche. A l'appui de sa demande, il représentait « ses lettres de maître ès-arts en l'Université de Bourges, signées : Jacobus, et scellées,.... ses lettres de bachelier en la Faculté de médecine, obtenues en la même Université, signées : Alabat, Couturier, Le Blay. Guiard et Barat, et scellées,... et ses lettres de licencié et docteur en la Faculté de médecine, à lui accordées par la même Université, signées : Alabat, de Camus, Couturier, Colladon, Guiard,... avec deux sceaux. » L'autorisation sollicitée lui fut accordée.

Les demandes d'autorisation de cette nature étaient impérieusement exigées : elles avaient pour but de prévenir les usurpations de titres et d'empêcher ce qu'on appelle aujourd'hui l'exercice illégal de la médecine. Elles étaient imposées depuis longtemps par divers édits (1), qui furent toujours confirmés ultérieurement par plusieurs ordonnances royales, notamment par celle de 1707, qui, visant toutes les décisions antérieures, fixa pour ainsi dire définitivement l'exercice de la médecine par un article ainsi conçu : « Nul ne pourra, sous quelque prétexte que ce soit, exercer la médecine, ni donner aucun remède, même gratuitement, dans les villes et bourgs,... s'il n'a obtenu le degré de licencié dans quelqu'une des Facultés de médecine,... à peine de deux cents livres d'amende. » — C'est ainsi qu'en 1742, toujours en conformité de ces mêmes ordonnances, Joseph Pichon de Bury, docteur en médecine de la Faculté de Montpellier, en venant s'établir à Guéret, après avoir exercé un certain temps sa profession dans le Limousin, dût adresser une requête en vue d'obtenir son inscription sur les registres du greffe de la Sénéchaussée et d'être ainsi autorisé à pratiquer la médecine dans cette ville. Le 11 mai de la même année, il se présentait à cet effet devant Guillaume Bonnyaud, doyen des conseillers de cette juridiction, et demandait l'enregistrement de « ses lettres » de docteur.

Pichon de Bury avait étudié la médecine à Montpellier. La plupart des médecins, qui, aux époques que nous envisageons, ont exercé à Guéret, sortaient également de la même École, à l'exception de Bouessard du Chesnat. Il semble donc qu'à ces mêmes époques, les jeunes gens de Guéret et de la Haute-Marche, qui se destinaient à la carrière médicale, aient eu, soit par tradition, soit pour toute autre cause que nous ignorons, une propension marquée à se diriger vers la Faculté de Montpellier, d'où ils revenaient imprégnés des doctrines humo-

---

(1) Deux édits de Jean Le Bon de 1352 et 1353 font défense d'exercer la médecine à toute personne qui n'aurait pas pris « ses licences » à l'Université. Ultérieurement, d'autres rois prescrivirent les mêmes défenses, et notamment l'ordonnance de Blois (1579), qui dit, en son art. 87 : « Nul ne pourra pratiquer la médecine qu'il ne soit docteur en la dite Faculté... » Parurent ensuite dans le même sens des édits de Louis XII, de Henri IV et de Louis XIII.

ristes, qui y étaient enseignées, ainsi du reste qu'à la Faculté de Paris et dans toutes les autres écoles.

L'influence des « humeurs » dominaient alors toute la physiologie pathologique. C'était le règne de la lymphe, du chyle, de la bile, de la sueur, etc., et par leur mélange en diverses proportions avec le sang, on expliquait l'origine de toutes les maladies. La thérapeutique qui découlait de ces doctrines, Molière, après l'avoir finement raillée, l'a résumée en trois mots : *saignare, purgare, clysterium donare*..... Si notre immortel censeur eût vécu au cours du XVIIIe siècle il aurait pu, aussi bien qu'au siècle précédent, continuer à exercer sa verve caustique à l'égard des médecins en général et de ceux de Guéret en particulier.

Nous avons sous les yeux une note rédigée en 1729 par un médecin de cette ville et relative à une grave maladie de poitrine, dont était atteinte depuis plusieurs mois une dame, femme d'un des principaux magistrats de la cité. Cette note fut transmise à Cluscard, médecin ordinaire du Roy, en vue de l'éclairer sur la situation de la malade, au sujet de laquelle on sollicitait de lui une consultation. Nous en reproduisons les principaux passages, qui suffiront pour donner une idée des doctrines régnantes et des moyens thérapeutiques usités :

« .... La maladie a commencé par un rhume léger dès l'hiver dernier, mais qui a exercé sa tyrannie dès les fêtes dernières de Pasques. La toulx est violente, les crachats blancs et épais, sans apparence de purulence meslée, et qu'elle trouve fort salés lors de l'expectoration. Son teint est fort flétry et son embompoint ordinaire a dégénéré en maigreur ;... elle a quelques sueurs sur la pointe du jour et est dans une insomnie habituelle... Depuis l'augmentation de sa maladie, on lui a fait trois petites saignées et on l'a seulement purgée une fois très légèrement, usant d'une potion béchique et du suc de réglisse, dans l'espérance que la douce chaleur d'un printemps avancé augmenterait la transpiration, équivalerait à l'usage des remèdes qui conviennent à sa maladie. Son attente a été frustrée et nous prévoyons que la matière de la transpiration retenue dans la masse de son sang... a exalté les sels qui entrent dans sa constitution, a dissout et le sang et la lymphe et leur a communiqué sa matière saline, d'où nous déduisons brièvement les symptômes ci-dessus, mais sans entrer dans une plus ample disser-tation... » En attendant la consultation sollicitée, le praticien de Guéret ajoute : « Nous attendons votre délibération sur le fond et jusqu'à ce nous purgerons légèrement Madame à trois reprises différentes, à divers jours. On fera précéder un clystère émollient et purgatif à chaque potion purgative et on lui donnera chaque soir du jour, auquel on l'aura purgée, une potion anodine et narcotique par le sirop diacode; elle continuera la tisane béchique et pectorale, observant une diète convenable... »

La consultation de Cluscard ne fit que confirmer la manière de voir et les appréciations qui précèdent, tant au point de vue du diagnostic que du traitement : « Il n'y a pas de doute, écrit le médecin ordinaire du Roi, que cette maladie ne soit causée par l'acreté de la masse du sang et de celle de la lymphe, qui se sé-pare dans les glandes du poumon, qui par son épais-sissement s'y ramasse, et par son séjour et par une irritation entretient le rhume violent dont Madame est affligée. Le mauvais état du sang et de la lymphe vient du chyle aigri, qui se meslant avec le sang l'épaissit et lui communique son aigreur, aussi bien qu'à la lymphe, ce qui doit être suivi de crachats blancs, épais et salés... Pour la guérir, il faut s'atta-cher uniquement à évaquer les mauvais levains des premières voyes, à rendre le sang et la lymphe plus fluides et les adoucir. Pour cet effet, je suis d'avis qu'on commence par tirer trois palettes de sang d'un des bras, observant de lui donner la veille de la saignée et le lendemain un lavement composé d'une chopine de décoction émolliente et rafraîchissante, dans laquelle on fera bouillir un quarteron de miel commun et on y fera fondre un gros de cristal minéral. Deux jours après, on la purgera avec une once de casse mondée, délayée dans un demi-setier d'eau et deux onces de manne, avec un gros de sel végétal, le tout bouilli jusqu'à ce que la manne soit fondue, et passer par un linge, pour prendre à jeun et un bouillon trois heures après... Elle se tiendra le ventre libre par des lavements; elle se garantira du chagrin et de la mélancholie autant qu'il lui sera

possible... On aura soin de purger Madame au
milieu et à la fin du jour avec du bouillon au mou de
veau et on lui fera prendre le soir un demi-gros de
thériaque et le bouillon immédiatement par-dessus. »

Les trois moyens curatifs, auxquels nous avons
fait allusion, les purgatifs, les clystères et la saignée,
étaient donc en grand honneur, même, ainsi que
nous venons de le voir, dans le fait relaté précédemment, dans les maladies qui, comme la phtisie
pulmonaire, semblent d'une manière générale les
contre indiquer.

Dans la plupart des autres affections, graves ou
légères, il n'y avait pas de chômage pour le malade
et, sous peine de lèse-médecine, il devait absorber
force purgations, sans trouver d'autre délassement
que celui que pouvait lui procurer l'administration
de lavements répétés. Quant à la saignée, nul ne
trouvait grâce devant elle : on saignait en effet tout
le monde, souvent sans motifs, les vieillards aussi
bien que les enfants, les femmes aussi bien que les
hommes. Les personnes dont la santé ne laissait
rien à désirer demandaient elles-mêmes à être
phlébotomisées au moins deux fois par an, au
printemps et à l'automne. C'était-là une tradition et
nul ne voulait se soustraire à son observation. La
saignée du mois de mai passait pour la plus efficace,
et l'homme le plus robuste et le plus vigoureux
considérait cette petite opération comme indispensable au maintien de l'intégrité de sa santé (1).

La saignée était ainsi prescrite quotidiennement à
de nombreux clients; mais les médecins ne la
pratiquaient pas eux-mêmes. Il s'agissait là en effet
d'un travail manuel que leur dignité ne leur per-
mettait pas d'exécuter. Ils laissaient ce soin aux

(1) « Il est facile, dit Dionis, de répondre à ceux qui s'étonnent
de ce que on saigne plus en France et particulièrement à Paris,
qu'en aucun lieu de l'univers. C'est parce que l'on y fait plus de
sang, le climat étant plus tempéré, l'air plus épais et la nourriture meilleure. La grande dissipation qu'on fait dans les pays
chauds s'oppose à la saignée et le besoin qu'on a de conserver sa
chaleur naturelle dans les pays froids la défend... On fait si
bonne chair à Paris et on y a ajouté tant de nouveaux ragouts
pour exciter l'appétit qu'il ne faut pas être surpris, si on y fait
plus de sang qu'ailleurs. » (Cours d'opérations de chirurgie.)

chirurgiens, qui opéraient en leur présence et qu'ils considéraient en quelque sorte comme des subordonnés. Cette dernière prétention était basée sur une interprétation de l'ordonnance de Blois (1), confirmée ensuite par de nombreuses déclarations, et qui stipulait que nul ne pouvait être admis à la maîtrise en chirurgie, sans que son admission ait été approuvée « par les Docteurs régents en médecine. »

Une telle interprétation devait infailliblement provoquer des conflits entre les médecins et les chirurgiens, qui s'accusaient réciproquement d'empiéter sur leurs attributions respectives. Ces accusations toutefois étaient le plus ordinairement formulées par les médecins, qui portaient souvent leurs doléances devant les juridictions compétentes.

A Guéret, nous avons trouvé à maintes reprises des traces de pareils conflits, dont nous ne saurions donner une idée plus exacte qu'en rappelant les faits suivants. En 1766, il existait dans cette ville deux médecins, Jean-Baptiste Blandin et son fils François-Pierre Blandin. Il existait en même temps trois chirurgiens, François Lasnier-Desbarres, François Cusinet et Pierre Poissonnier des Granges. Ces derniers visitaient, paraît-il, des malades « atteints de maladies internes, » leur prescrivaient des médicaments et les saignaient même, tout cela « sans ordonnance ou avis » d'un médecin. Jean-Baptiste Blandin protesta contre de tels agissements et il fut secondé dans cette protestation par un de ses confrères, Jean Arnaud, médecin à Limoges. De concert avec lui, il adresse donc au procureur du Roy, Couturier de Fournoüe, une plainte contre les trois chirurgiens que nous venons de citer et qui furent appelés à se défendre. Blandin articulait encore un autre grief tout personnel à l'égard de ces derniers : il se plaignait de n'avoir pas été invité par eux à faire partie d'un jury chargé d'interroger

(1) « Nul ne pourra pratiquer en médecine, qu'il ne soit docteur en la dite Faculté, et ne sera passé aucun maître en chirurgie ou apothicaire ès-villes où il y aura université, que ces docteurs, régens en médecine, n'ayent été présens aux actes et examen et ne l'ayent approuvé... » (Art. 87 de l'ordonnance de Blois.)

les aspirants à la maîtrise en chirurgie, jury dont il prétendait être membre de droit, en vertu de sa qualité de « médecin ordinaire, conseiller du Roy. » Nous reproduisons quelques-unes des pièces de ce curieux procès, pièces plus éloquentes que ce que nous pourrions dire :

« .... Vu l'appointement à mettre du 12 juin 1767 rendu contre les sieurs Blandin et Jean Arnaud, docteurs en médecine, demandeurs aux fins de requête, ordonnance et exploit des 6 et 9 décembre 1766, et les sieurs François Lasnier-Desbarres, François Cusinet et Pierre Poissonnier des Granges, chirurgiens défendeurs, vu aussi les édits du Roy, arrêts de son Conseil et tous autres règlements pour la police et fonctions respectives tant des dits médecins que des officiers du Bas chœur de la médecine, ensemble, les productions respectives des partyes, tout vu et considéré :

« Je requiers pour le Roy que faisant droit sur les demandes et contestations des partyes formées en l'instance, il soit dit et ordonné par la sentence qui interviendra que les règlements seront exécutés selon leur forme et teneur, ce faisant que sans s'arrêter à celle d'Arnaud, soit disant médecin de la ville de Guéret, qu'il y sera déclaré non recevable ou en tout cas mal fondé par le défaut de qualité en sa personne lors et autant que les demandes ont été formées par la requête du dit jour, 6 décembre 1766, pour n'avoir point montré ses lettres aux maire et échevins d'établissement et de résidence en cette ville, attendu qu'il s'est agrégé à la Faculté de médecine établie en la ville de Limoges, où il n'a cessé de faire toutes les fonctions que peut exiger son art, et qu'il ne peut avoir aucun interest dans la contestation actuelle ;

« Et qu'ayant seulement égard aux demandes formées par le dit Blandin pour la même requête ès-dits-noms, il soit aussi dit par la même sentence qu'il sera fait défense aux défendeurs, lorsqu'ils seront appelés dans la ville et faubourgs pour donner leurs soins aux malades qui auront des maladies internes ou pour des opérations extraordinaires de la main, et dans le cas où il leur paraîtra du danger ou évènement douteux sur le sort du malade, de

composer et de donner aucun remède aux malades,
ni phlébatomiser sans ordonnance ou avis du dit
Blandin ou de tous autres médecins résidens, qui
auront dûment montré leurs lettres de licence au
lieutenant général de police et icelles fait enre-
gistrer en son greffe, ainsi qu'aux maire et échevins.

« Le tout suivant la forme prescrite par les règlements, si ce n'est dans le cas où les dits médecins
se trouveraient absents, malades, ou hors d'état de
remplir les fonctions de leur ministère, ou qu'il y
aurait du danger dans le retard, ou un refus de la
part des dits médecins; en ce que néanmoins, il
serait aussi dit et ordonné pour l'intérêt public que
par provision et jusqu'à ce qu'il y ait un corps d'apothicairerie et de pharmacie dûment formé suivant les
règlements rendus, quant à ce, il serait permis aux
dits deffendeurs d'avoir des drogues et des simples,
qui seront de bon alloy, pour composer les remèdes
qui pourront être nécessaires dans tous les genres de
maladies, tant pour la ville que pour la campagne,
et qu'à cet effet le dit Desbarres, en sa qualité de
lieutenant des chirurgiens de la province sera autorisé à faire la visite et examen des dites drogues et
simples et de tout ce qui peut intéresser la pharmacie et la chirurgie, tant chez les chirurgiens que
tous autres marchands droguistes et épiciers, etc.,
pour de celles. qui ne sont pas recevables, être mises
dans un sac et du tout en être dressé procès-verbal,
assisté d'un commissaire de police, et être remis au
greffe, pour, sur les conclusions du procureur du
Roy, être fait droit par le lieutement général de
police suivant la rigueur des règlements.

« Et qu'en ce qui touche la réception des aspirants
à la maîtrise en chirurgie. il soit au surplus dit que
le dit Blandin, en sa qualité de conseiller médecin
ordinaire du Roy, sera maintenu dans le droit et
possession d'assister à la réception des aspirants
aux seuls actes appelés tentatives, premier, dernier
examen et à la prestation de serment, et y sera
invité par chaque aspirant et son conducteur et sera
reçu à l'Assemblée qui se tiendra à cet effet avec la
décence et la distinction dues à la noblesse de la
profession, ainsi que dans toutes autres assemblées
du corps de la chirurgie, où il sera appelé, le tout

suivant les statuts et règlements généraux confirmés par la déclaration du 2 août 1730 et l'arrest de l'enregistrement d'ycelle du 13 août 1731, avec défenses aux dits chirurgiens de le priver à l'avenir des dits privilèges, et que sur le surplus des demandes ils en seront renvoyé et que la sentence à intervenir sera exécutée, attendu qu'il s'agit d'un fait de police et de l'exécution des règlements. Fait et arrêté au parquet des gens du Roy, à Guéret, le 19 mars 1768. » Signé : « Couturier de Fournoüe, Procureur du Roy. »

Le 16 mai suivant, la Chambre du Conseil, composée de de Madot, lieutenant général, Midre de St-Sulpice, Druillette de Cherduprat, Pichon du Cloup, Druillette de Ceylloux, Delafond, après avoir entendu le rapporteur, Rougier de Beaumont, rend la sentence suivante :

« Disons que nous avons déclaré le dit Arnaud, n'ayant fait aucune résidence fixe en cette ville, non recevable en sa demande ; et faisant droit sur celle du dit Blandin, attendu qu'il n'y a point de collège de médecins, ny corps d'apothicaires dans la ville de Guéret, nous l'en avons débouté. Ordonnons cependant que le dit Blandin, en sa qualité de conseiller-médecin ordinaire du Roy sera gardé et maintenu dans le droit et possession d'assister aux actes appelés tentatives, premier, dernier examen, et à la prestation de serment des aspirants à la maîtrise de chirurgien, et à cet effet sera invité par chaque aspirant et son conducteur et sera reçu à l'Assemblée, ainsi que dans toutes autres, où il sera invité, avec toute la décence due à sa profession ; faisons défense aux dits chirurgiens de le priver à l'avenir des dits privilèges et droits, et les condamnons à luy payer ceux qui luy reviennent à raison des réceptions des nommés Rousseau et Fressinaud et les avons renvoyés du surplus des demandes. Condamnons le dit Arnaud aux dépens, frais à son égard, et le dit Blandin en la moitié de ceux faits à son égard ; le surplus compensé et sera notre présente sentence exécutée nonobstant opposition ou appellation quelconque, attendu qu'il s'agit de fait de police. »

Les documents qui précèdent sont intéressants à

plus d'un titre : ils nous renseignent tout d'abord sur les attributions respectivement dévolues par les édits et les règlements aux médecins, aux chirurgiens, même aux apothicaires et nous font voir que, à Guéret, les chirurgiens notamment pouvaient ne pas se confiner dans leurs attributions propres. Ils nous apprennent ensuite qu'il existait dans cette ville un « médecin ordinaire, conseiller du Roy. » C'était-là une sorte d'office, créé par une ordonnance royale de 1692, et donné, bien entendu, comme tous les autres offices institués à cette époque, moyennant finance. Le titre ainsi conféré était purement honorifique ; il flattait la vanité du titulaire, le distinguait de ses confrères, le mettait en évidence et lui donnait une considération plus grande, sans parler de quelques autres privilèges, tels que l'exemption de la collecte, de la milice, et du logement des gens de guerre, dont jouissaient également les autres médecins. L'obtention de ce titre en entraînait un autre, celui de médecin-juré chargé de faire des rapports à l'exclusion de tous autres, « dans les affaires qui s'instruisent aux frais du Roy. » Il est vrai d'ajouter qu'à côté du médecin-juré, il y avait également des chirurgiens-jurés, jouissant des mêmes attributions. — Cette charge de médecin ordinaire conseiller du Roy fut successivement attribuée au cours du XVIIIe siècle à Pierre Blandin, à Jean-Baptiste Blandin, son fils, et enfin à François-Pierre Blandin, de Longechaud, son petit-fils.

Nous avons déjà dit un mot des moyens thérapeutiques mis en pratique par les médecins de Guéret. Nous devons ajouter qu'ils connaissaient l'action de certaines eaux minérales et thermales et qu'ils en conseillaient quelquefois l'usage à leurs malades. C'est ainsi que nous voyons en 1692 une dame des plus notables de Guéret, la femme de Chorllon, président du Présidial, atteinte de douleurs rhumatismales, se décider à suivre le conseil de son médecin, Lejeune de Villedard, et à aller prendre les eaux de Néris. Accompagné de son fils et de deux domestiques, elle se fit transporter en litière à cette station, où elle arriva dans les derniers jours de mai, après un voyage long et pénible.

Avant leur départ, le président Chorllon avait

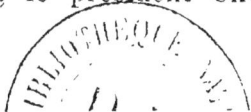

BIBLIOTHÈQUE

2

donné par écrit à sa femme et à son fils des ins-
tructions très précises et fort méticuleuses sur la
manière dont ils devaient se comporter au cours du
voyage, et durant leur séjour à Néris. Il leur faisait
connaître les hôtels où ils pouvaient s'arrêter et
passer la nuit, les noms des personnes auxquelles
ils pourraient s'adresser pour obtenir les renseignements dont ils auraient besoin. Il leur indiquait
qu'en arrivant au but de leur voyage, ils devraient
se rendre chez l'apothicaire Duperrin et lui demander
un logement dans sa maison. Il leur recommandait
enfin de faire préparer par cet apothicaire une
purgation que Mme Chorllon prendrait le lendemain
même de son arrivée et qui serait composée de la
manière suivante :

« P R. deux drachmes de séné, un drachme de
cristal minéral, un gramme d'agaric antrochisque,
un drachme de rhubarbe, le tout infusé ensemble
dans un grand verre d'eau minérale, et dans la
dissolution une once de sirop de pêcher. »

Il ajoutait : « Le lendemain, elle commencera à
boire des eaux pendant trois jours, comme il est
porté dans le mémoire du P. Gilles... et, ensuite,
prendra le bain entier pendant huit jours de suite
dans la chambre, et après les huit jours, prendra la
douche, comme il est dit dans le même mémoire,
qui ne marque pas combien de jours elle prendra la
dite douche, ce qui dépendra de l'effet de la dite
douche, et de l'avis du sieur Duperrin. Surtout, il
faut prendre garde que les bains, qu'elle prendra,
soient fort tempérés, afin qu'ils ne l'eschauffent pas
et que les vapeurs ne lui montent pas au cerveau.
S'il arrivait quelque changement et altération, ou
autre accident, il faudra envoyer quérir un médecin
à Montluçon, le plus habile qu'on vous dira, et le
faire venir. »

Le programme indiqué fut ponctuellement suivi.
En arrivant à Néris, les voyageurs trouvèrent chez
l'apothicaire Duperrin « une petite chambre basse
et très commode, où il y a deux lits, hors du bruit
et de la fumée des eaux, au prix de dix sols par lit,
ce qui est le prix ordinaire. » — Mais la difficulté
n'était pas là. A Néris, on trouvait difficilement des
aliments, même le pain et le vin, qu'il fallait envoyer

chercher chaque jour à Montluçon. Tout y était excessivement cher ; il fallait payer « huit sols pour le foin du cheval, sans compter l'avoine. »

Quoiqu'il en soit, Madame Chorllon commença sa cure le 29 mai, en buvant six petits verres d'eau, « qu'elle avait peine à avaler. » Le lendemain, elle en but huit et « ensuite passa outre. » — Elle ne tarda pas à se trouver bien de ce traitement. Le 9 juin, elle se sent plus forte, dit son fils ; elle commence même à marcher « toute seule, et si ce n'était que les bains et les douches l'ont un peu affaiblie, à cause des grandes sueurs, elle marcherait encore mieux. »

Le 12 juin, « elle n'a pris que quatre bains, parce que c'est l'ordinaire et qu'ensuite quand on a pris la douche, l'on se baigne dans l'eau de la douche, ce qui est toujours un bain. »

Quelques jours après, « elle marche toute seule dans sa chambre,... elle se porte bien et songe à revenir. »

La dépense occasionnée par cette saison à Néris pour quatre personnes — Madame Chorllon, son fils, deux domestiques — et la nourriture d'un cheval, s'éleva à deux cent six livres 15 sols y compris les frais de voyage, qui étaient relativement élevés.

Quels étaient les honoraires alloués aux médecins ? Sur ce point, nous n'avons eu sous les yeux que des notes globales ou des quittances peu explicites et sans détails, insuffisantes pour nous faire connaître le prix d'une visite ou d'une consultation médicale. A titre de document, voici un reçu d'honoraires dus au médecin Fillias en 1781, pour soins donnés au lieutenant général de la Sénéchaussée, de Madot, et à sa famille : « Je, soussigné, reconnais avoir reçu de M. de Sardent, tuteur des enfants de M. de Madot, la somme de cent cinquante livres, tant pour le traitement d'une fièvre tierce qu'eût M. de Madot,... que pour celui de sa dernière maladie, ainsi que pour les soins que j'ai donnés au fils du vivant de son père, — dont quittance. Ce 22 décembre 1781. »
— Signé : « Fillias d. M. M. »

Il arrivait parfois que les médecins rencontraient d'assez grandes difficultés pour le recouvrement de leurs honoraires et se voyaient alors dans l'obligation de s'adresser aux juridictions compétentes. C'est-là ce qui arriva en 1658 à Antoine Blandin et à Antoine Rodier, qui, depuis plusieurs années, réclamaient vainement à Anne Moreau, veuve de noble Jean Seiglière, de Breuil, et tutrice de sa fille unique, le paiement des visites qu'ils avaient faites et des soins qu'ils avaient donnés l'un et l'autre à feu son mari « tant dans la ville de Guéret qu'au lieu de Breuil. » Une sentence de la châtellenie condamna la veuve de Seiglière à payer à Rodier trente livres (1) et soixante livres à Blandin, bien que ce dernier n'ait pu indiquer exactement le nombre de ses visites.

Nous venons de résumer les rares et courtes notes que nous avons pu recueillir sur les médecins de Guéret. Nous avons dit un mot de leurs notions physiologiques, de leurs moyens thérapeutiques, et nous avons fait allusion à la rivalité inévitable, facile à concevoir, — étant donnée la difficulté d'établir les limites de leurs attributions respectives — qui existait entre eux et les chirurgiens de la ville. Nous devons maintenant parler de ces derniers et indiquer certaines particularités les concernant plus spécialement et qui sont venues à notre connaissance.

---

(1) Rodier mourut en 1658. Par testament, il légua cinquante livres pour la réparation de la chapelle des Récollets de la ville, « attendu qu'il fait partie du tiers ordre, » cinquante livres à la communauté des prêtres de Guéret et trente livres à l'Hôtel-Dieu. — En 1675, la somme due à la communauté des prêtres par les héritiers de Rodier n'avait pas encore été payée. Les syndics de cette communauté adressèrent alors des requêtes à cet effet au prévôt Châtelain, qui, par une sentence, condamna ces héritiers à payer la rente due à la communauté et à en donner hypothèque.

II

« Un chirurgien, dit Trevoux, est celui qui sçait la chirurgie, qui en fait les opérations, qui saigne, qui panse les playes. » Si on ne tient compte que de cette simple définition, les chirurgiens de Guéret, sans avoir jamais joui d'une grande notoriété locale, pas plus que les médecins du reste, paraissent cependant pour la plupart avoir été à la hauteur de leur situation. Les grandes opérations semblent leur avoir été familières, et divers documents nous apprennent que les amputations de membres, le trépan, etc., ne les effrayaient pas. Quant à la saignée et au pansement des plaies, c'était-là l'objet de leurs occupations quotidiennes. En dehors des opérations auxquelles nous venons de faire allusion, en dehors de la saignée et des pansements, la conduite des chirurgiens de Guéret vis-à-vis de leurs clients, paraît avoir toujours été celle que pouvait leur dicter une prudente expectation, ainsi qu'en témoignent des faits nombreux. Parmi ces faits, il nous suffira de rapporter le suivant :

Le 30 janvier 1719, Guillaume Chanaud, chirurgien de l'Hôtel-Dieu, fut appelé par Pierre Peyronneau, procureur, au village de Champegaud, « éloigné d'un quart de lieu de la ville, où étant allé, il trouva chez le métayer du sieur de Champegaud, le sieur Prouhet, Antoine, couché et étendu par terre, devant le feu ; il était mourant et à la dernière extrémité. Il lui fit avaler quelque peu d'eau-de-vie, lui frotta les temples (sic) aussi avec de l'eau-de-vie. » Il remarqua qu'il « avait une petite contusion au derrière de la tête et sur l'os occiput de peu de conséquence, et comme le dit Antoine Prouhet n'était pas en état de recevoir aucun secours,... » il se retira.

Comme partout ailleurs dans les villes, les chirurgiens de Guéret avaient pour enseigne des bassins blancs : ils tenaient « boutique, » où ils recevaient les clients, auxquels ils donnaient des consultations et les soins que réclamait leur état. En leur absence, la « boutique » restait ouverte et les malades ou

blessés avaient affaire à « un garçon » ou « apprenti. »
C'est ainsi qu'en 1687, François Beschamord était
« apprendif » chez Jean Brujas, lieutenant des
chirurgiens, et qu'en 1758 Sylvain Peyrat avait pour
« garçon chirurgien » Annet Chanaud. C'est ainsi
également qu'en 1760 nous voyons Antoine Métadier,
« garçon chirurgien, » tenir « la boutique » de
Lasnier-Desbarres, en l'absence de ce maître et y
« panser les playes (1). »

Dans toutes les villes, où il y avait présidial et
sénéchaussée, il existait un lieutenant des chirurgiens, nommé, conformément à un édit du mois de
septembre 1723, par le premier chirurgien du Roy,
qui avait le titre de « chef et garde des chartes et
privilèges de la Chirurgie et Barberie du Royaume. »
Ce lieutenant des chirurgiens était assisté d'un
greffier, également désigné par le premier chirurgien
du Roy.

La principale fonction du lieutenant des chirurgiens consistait, d'une part, à convoquer ses
collègues, lorsque cette convocation était nécessaire
pour procéder, de concert avec eux, à l'examen des
candidats, qui aspiraient à la maîtrise en chirurgie,
et, d'autre part, à veiller à l'exécution des statuts et
règlements auxquels devaient se conformer les
membres de la corporation. Il exerçait également
une surveillance sur les barbiers et perruquiers de
la ville, auxquels on tolérait l'exercice de certaines
pratiques chirurgicales et qui, pour cette raison,
étaient astreints au paiement de certains droits
stipulés par divers édits.

A Guéret, en 1685, Jean Brujas était « lieutenant
du premier chirurgien du Roy. » En 1727, cette
fonction était occupée par Annet Luche, qui la
remplissait encore en 1754. A cette dernière époque,
la charge de greffier était exercée par Silvain Peyrat,
qui l'occupa jusqu'en 1759, année où il fut remplacé

(1) Un arrêt du Conseil du 12 avril 1749 ordonne que « chacun
des chirurgiens, gradué ou non, sera tenu de faire mettre sur la
porte de la maison où il demeurera son nom et sa qualité, et
d'avoir une salle basse au rez-de-chaussée de sa maison, où il
y aura toujours un de ses élèves au moins, pour donner en son
absence, les secours nécessaires à ceux qui en auraient besoin. »

par François Lasnier-Desbarres, « maître-chirurgien. » — Ce n'est toutefois qu'en 1764, le 16 février,
que ce dernier demanda l'enregistrement de ses
lettres de provisions au greffe de l'Election, « disant
qu'il a plu au sieur Germain de la Martinière,
chevalier de l'Ordre de St-Michel, chef de la chirurgie du Royaume, président de l'Académie de chirurgie, garde des chartes, statuts et privilèges du
dit art, de le commettre et instituer comme greffier
de la communauté des maîtres en chirurgie de cette
ville, suivant ses lettres de provisions du premier
mai 1759, signées : La Martinière, — plus bas, par
mon dit sieur Leblond-Dalbost, scellées du grand
sceau de cire rouge... » Sur la réquisition de Rochon
de Valette, procureur du Roy en l'Election, ces
lettres furent enregistrées le même jour, « pour
jouir des exemptions et privilèges dus aux pos-
sesseurs de semblables commissions. »

En 1780, le même François Lasnier-Desbarres
était devenu lieutenant des chirurgiens ; à ce
moment, la charge de greffier était occupée par
François Cusinet.

Ces charges de lieutenant et de greffier paraissent
avoir été toujours fort recherchées et cela ne saurait
surprendre, d'abord en raison de la considération
qu'elles procuraient à ceux qui les possédaient, et
ensuite à cause des avantages qui y étaient attachés,
avantages qui furent plus tard attribués, par les
édits et ordonnances, à tous « les maîtres de l'art
de la chirurgie, qui exerceront simplement la
chirurgie — sans mélange de profession méchanique,
et sans faire aucun commerce ou trafic, soit par eux
ou par leurs femmes, » — et réputés exercer ainsi « un
art libéral et scientifique (1). » Parmi les privilèges

(1) Lettres patentes du 10 août 1756, enregistrées le 7 septembre
suivant, portant que « les maîtres de l'art de chirurgie... seront
compris dans le nombre des notables bourgeois des villes et
lieux de leur résidence, et pourront à ce titre être revêtus des
offices municipaux... qu'ils ne seront pas compris dans les rôles
des arts et métiers, ni assujettis à la taxe d'industrie... qu'ils
seront, les dits chirurgiens, exempts de collecte, de taille, de
guet et de garde, de corvées et de toutes autres charges de ville
et publiques, dont sont exempts, suivant les usages observés,
les autres notables bourgeois... »

fort appréciés, dont jouissaient dès le principe le lieutenant et le greffier des chirurgiens, citons notamment l'exemption de la collecte, du logement des gens de guerre, de la corvée et quelquefois même de la taille.

Les chirurgiens de Guéret formaient une corporation ou communauté, peu nombreuse il est vrai et qui ne compta jamais plus de cinq ou six membres. Cette communauté avait ses règlements et ses statuts : à sa tête se trouvait un Prévôt et comme toutes les communautés similaires elle était placée sous le patronage des saints Côme et Damien. Elle avait une chambre de juridiction, où se réunissaient ses membres pour traiter des affaires qui les intéressaient, et aussi pour faire subir des examens aux candidats à la maîtrise, candidats auxquels étaient délivrés ensuite, en cas de succès, des « lettres » de capacité. C'est ainsi que le 3 janvier 1731 comparut devant cette chambre de juridiction, en présence des chirurgiens de la ville assemblés, Guillaume-Antoine Miquel, de Jarnages, qui « a fait son apprentissage sous Antoine Miquel, son père, et a travaillé l'espace de trois années à l'Hôtel-Dieu de Paris. Ce candidat avait requis le lieutenant des chirurgiens « de luy vouloir donner jour pour estre par eux procédé à ses examens et expériences. » A l'appui de cette requète, il présentait le certificat suivant : « Nous, soussignés, docteurs régens de la Faculté de médecine de Paris et médecins de l'Hôtel-Dieu, et nous maîtres chirurgiens jurés à Paris et du dit Hôtel-Dieu, certifions à tous qu'il appartiendra que le nommé Guillaume-Antoine Miquel s'est présenté au dit Hôtel-Dieu pour s'y instruire en qualité d'externe; qu'après y avoir été admis, il a assisté aux opérations avec assiduité pendant deux ans, qu'il a même travaillé aux pansements sous la vue du maître et des compagnons pendant le dit temps. et a assisté aux exercices anatomiques, auxquels il a été assidu. En foy de quoy, nous lui avons délivré le présent certificat pour lui servir et valoir ce que de raison. Fait à l'Hôtel-Dieu de Paris, le vingt-huitième jour de juillet, mil-sept-cent-trente-un » — Signé : Herment, Emmoret, Méry, Lubaud, Chomel, Afforty? fils, de Latu, Regnaut. »

Conformément à son désir, Guillaume-Antoine Miquel fut interrogé et jugé apte à pratiquer la chirurgie dans la ville de Jarnages, « à prendre enseigne et à y tenir boutique ouverte. » Voici du reste le certificat de capacité qui lui fut délivré :

« Annet Luche, lieutenant des chirurgiens de la ville de Guéret, à tous ceux que les présentes lettres verront, salut. Sçavoir faisons que sur la requête à nous présentée par Guillaume - Antoine Miquel, faisant profession de la religion catholique, apostolique et romaine (1), âgé de trente ans, contenant que dès sa plus tendre jeunesse il s'est appliqué à l'estude de la chirurgie et a fait son apprentissage soubs Antoine Miquel, son père, et a travaillé l'espace de trois années à l'Hôtel-Dieu, à Paris, suivant le certificat attaché à la ditte requeste, pendant lequel temps il a acquis la capacité nécessaire pour parvenir à la maîtrise de chirurgie pour la ville de Jarnages, il nous a requis de luy vouloir donner jour pour estre procédé à ses examens et expériences, en notre chambre de juridiction à Guéret, pour, en cas de capacité, luy estre délivré des lettres de maîtrise, à laquelle requeste, icelles pièces attachées, nous avons renvoyé le suppliant par-devant le médecin royal. M^{res} Guillaume Chanaud, Estienne Branche, prévost, Jacques Cyalis, Jean Vincent et Silvain Peyrat, tous maîtres de la ditte communauté, pour luy faire subir les examens à la manière ordinaire. En conséquence de quoy, il s'est présenté en notre chambre de juridiction à Guéret, a été interrogé le trois janvier sur les principes de la chirurgie par nous maîtres sus-dits, et aussi sur l'anatomie du corps humain, playes de bas-ventre, de teste, sur la saignée et moyens de réduire les fractures et luxations, sur les remèdes et appareils convenables, le tout en l'absence de Monsieur Blandin, conseiller du Roy, médecin ordinaire de Sa Majesté. — Le dit Guillaume Miquel

(1) Un arrêt du Conseil du 10 décembre 1685 interdisait l'exercice de la médecine aux médecins « de la Religion prétendue Réformée, à peine de 3,000 livres d'amende. » Les mêmes défenses avaient été faites aux chirurgiens et apothicaires protestants par un autre arrêt du Conseil du 15 septembre précédent.

retiré, après advis de l'Assemblée, qui l'a trouvé
capable, nous, en vertu des lettres à nous données
par Monsieur Mareschal, premier chirurgien de sa
Majesté, enregistrées en la sénéchaussée criminelle
de cette ville, avons le dit Miquel reçu et admis,
recevons et admettons maître chirurgien juré, pour
résider en la ville de Jarnages, y exercer le dit art,
prendre enseigne, tenir boutique ouverte, jouir des
droits et privilèges dont jouissent les autres maîtres-
chirurgiens reçus pour la dite ville, et avons du dit
Guillaume Miquel pris et reçu le serment en tel cas
requis et accoutumé. Et en témoignage de ce, avons
signé les présentes. Fait en notre chambre de juridiction, à Guéret, le troisième janvier mil-sept-cent-
trente et un. » Ont signé : « Annet Luche, Branche,
prévost, Guillaume Chanaud, Cyalis, Jean Vincent,
Sylvain Peyrat. »

En ce qui concerne les honoraires payés aux
chirurgiens de Guéret, nous ne sommes guère
mieux renseigné que sur ceux qui étaient alloués
aux médecins. Tout ce que nous savons, c'est que le
prix réclamé pour chaque saignée pratiquée était de
dix sols, quelquefois de quinze sols. Ce que nous
pouvons ajouter aussi, c'est que la pratique chirurgicale ne semble pas, pour ceux qui s'y livraient
exclusivement, avoir été fort lucrative. Elle ne
paraît pas, tout au moins, avoir suffi seule pour les
conduire à la fortune, ni même pour quelques-uns à
la simple aisance. En 1761, nous voyons en effet le
chirurgien Jean Vincent aller mourir à l'hôpital, à
l'âge de soixante et un ans, après avoir exercé son
art pendant plus de trente-cinq ans, tout en étant en
même temps cabaretier. D'autres, comme Jean
Vincent, à la pratique chirurgicale joignaient
d'autres occupations, susceptibles de leur procurer
des ressources, qui venaient s'ajouter à celles
résultant de l'exercice de leur profession. Ainsi
procédaient Annet Luche, Dareau et Sudre, qui tout
en pratiquant la chirurgie, étaient, le premier,
fournisseur aux dépôts de sel et fermier de la com-
manderie de Maisonnisses, — le second, notaire et
greffier en chef de la Sénéchaussée criminelle, — le
troisième, marchand et fournisseur aux dépôts de
sel. En 1708, le chirurgien Cyalis ne se bornait pas
à saigner ses clients ; il les rasait aussi et soignait

leur chevelure. Sur le livre de dépenses du Président
Bonnet, nous relevons en effet la note suivante,
très explicite à cet égard : « Payé à Cyalis, chirurgien, pour me raser, essencer, poudrer mes per-
ruques, 4 livres 10 sols — à son fratrer, 5 sols, —
en tout 4 livres 15 sols. »

Les chirurgiens de Guéret avaient encore une
autre source de profits : aux termes de la requête du
Procureur du Roy, requête relatée précédemment,
il semble que, en l'absence d'un corps d'apothicaires,
ils pouvaient jouir de la faculté, simplement tolérée
il est vrai, de « tenir des drogues simples et de bon
aloi, pour composer les drogues nécessaires, tant
pour la ville que pour la campagne. » D'après les
règlements antérieures, les apothicaires avaient en
effet seuls le droit exclusif de composer et de vendre
des médicaments, de préparer les tisanes et les
potions ordonnées ou formulées par les médecins et
les chirurgiens. Des arrêts du Conseil des 20 juin
et 8 juillet 1721 formulaient cependant quelques
exceptions et spécifiaient quelles espèces de remèdes
les chirurgiens pouvaient « faire et tenir chez eux,
pour les plaies, tumeurs, fractures et autres maladies
externes qu'ils traiteront, sans toutefois qu'ils
puissent vendre et débiter aucun remède. » Une
ordonnance du 12 avril 1749 vint encore confirmer
cette dernière disposition en défendant à la fois aux
médecins et aux chirurgiens « de composer. vendre
ou débiter aucun médicament ou remède destiné à
entrer dans le corps humain. » Sur ce point, d'après
le document auquel nous venons de faire allusion,
les chirurgiens de Guéret jouissaient donc de véritables privilèges, au détriment des apothicaires. Il
est vrai de dire que ces derniers trouvaient ou plutôt
se donnaient une compensation, car ils ne se gênaient
guère, et ne se faisaient aucun scrupule de pénétrer
dans le domaine de la médecine et de la chirurgie,
lorsque l'occasion se présentait. Nous pourrions
citer de nombreux exemples de ces incursions illé-
gales commises par des apothicaires, entre autres par
Pierre Richard, dit Beausoleil, qui se dénonce lui-
même : « ... Mandé le 30 janvier 1719, dit-il, par les
parents du sieur Antoine Prouhet, chanoine, pour
l'aller voir dans une maison du village de Champegaud, où on l'avait porté du communal, où on

l'avait trouvé mourant et à l'extrémité... » l'ayant
examiné, il le trouva « mourant et à l'agonie, qui ne
parlait et n'avait aucun sentiment. » Il lui donna « de
l'élixir pour ranimer sa chaleur naturelle et mettre
son sang en mouvement, mais cela ne fit rien,
comme il l'avait bien jugé.... » Il attribua l'état du
moribond « à la rigueur du temps qu'il avait fait
la nuit et au vin que le chanoine avait bu le jour
précédent, ne lui ayant connu aucuns coups qui
eussent pu lui causer la mort... »

Nous devons ajouter toutefois qu'une déclaration
du Roy du 14 mai 1724 reconnut implicitement aux
apothicaires le droit de visiter les malades et de leur
prescrire des remèdes en l'absence d'un médecin.
Déjà antérieurement, ainsi que nous venons de le
voir, ils ne se privaient pas d'user d'un privilège
qui ne leur avait pas encore été accordé.

III

Nous avons fait allusion précédemment à l'existence de médecins « jurés » et nous avons dit quelles étaient leurs attributions spéciales ; il existait en même temps des chirurgiens « jurés » jouissant des mêmes prérogatives. Les fonctions dont les uns et les autres étaient ainsi investis, constituaient de véritables offices, créés par un édit de février 1692 et qui conféraient aux titulaires le droit exclusif de faire « des visites et rapports en matières criminelles, lorsqu'il s'agit de meurtres, d'assassinats, de blessures et autres délits de cette espèce (1), » visites et rapports déclarés nécessaires

---

(1) Les visites et les rapports des médecins et des chirurgiens, demandés « lorsqu'il y a blessure ou mort d'homme, » ont une origine déjà lointaine. Une ordonnance de François Ier, d'août 1536, s'exprime ainsi : « Quand il y a excès, batterie et navrures, sera incontinent après icelles avenues, soit que mort s'en soit ensuivie ou non, fait visitation des dits excès, batteries et navrures, par barbiers, chirurgiens et gens expérimentés, qui en feront bon, loyal et entier rapport par serment, pour être mis par devers la justice, et avoir tel égard que faire se devra pour la vérification et justification des dits cas. »

En 1606, un édit de Henry IV (janvier) ordonnait qu'il serait commis par le premier médecin du Roy dans les villes et bourgs un ou deux chirurgiens pour assister « aux rapports qui se feraient par ordonnance de justice » et fit défense aux chirurgiens de faire aucun rapport sans y appeler ceux commis par le premier médecin.

En 1670, l'ordonnance criminelle permet « aux personnes blessées de se faire visiter par médecins et chirurgiens, qui affirmeront leur rapport véritable, ce qui aura lieu à l'égard de ceux qui agiront pour ceux qui seront décédés. »

En 1692, par édit de février, Louis XIV créa un médecin et des chirurgiens jurés dans toutes les villes du Royaume « pour faire à l'exclusion de tous autres les visites et rapports tant en conséquence d'ordonnance de justice, que de dénonciation des corps morts, blessés, noyés, mutilés, prisonniers ou autrement, en la même forme que les faisaient auparavant ceux créés en 1606. »

Dans les localités où les offices de jurés n'existaient pas, les rapports devaient être faits par les médecins et chirurgiens ordinaires, « qui sont tenus d'affirmer leurs rapports véritables. » Si les rapports étaient faits par des médecins et chirurgiens jurés, le serment fait par eux au moment de leur réception les dispensait d'affirmer chaque fois leurs rapports « véritables. »

« parce qu'ils peuvent instruire le juge de la nature du crime dont il s'agit et lui apprendre s'il est plus ou moins répréhensible. »

Le fond de la sénéchaussée criminelle de Guéret et celui de la châtellenie renferment un très grand nombre de ces relations de visites, de ces rapports de médecins et de chirurgiens appelés à donner leur avis sur divers crimes ou délits. La plupart de ces rapports sont fort curieux, tant à cause de leur forme quelque peu archaïque que des considérations anatomiques ou physiologiques qu'ils renferment. Quelques-uns contiennent des réflexions originales, des explications bizarres; d'autres, par le raisonnement qui y est tenu et les conclusions qui en découlent, rappellent d'une façon singulière, le langage de Sganarelle, dans le *Médecin malgré lui;* « ... *catalamus, singulariter, nominativo,...* voilà justement ce qui fait que votre fille est muette. »

Nous ne pouvons relater tous ces rapports : nous nous bornerons à en analyser quelques-uns et à en reproduire un ou deux à titre d'exemples. — En 1649, Guillaume Chanaud, « chirurgien juré royal » se rend à Ladapeyre visiter « le corps d'un homme noyé dans un étang ». Il lui trouve le visage « livide » et il exprime le regret de « n'avoir pas apporté de Guéret les instruments et drogues nécessaires pour l'embaumer, ce qui aurait permis de conserver le dit corps de sept à huit jours... » — En 1686, le 7 novembre, Jean Brujas, « lieutenant du premier chirurgien du Roy et commis aux rapports, » assisté de Pierre Peyronny, maître chirurgien, certifie au Prévôt Châtelain qu'en vertu de son ordonnance, « ils ont veu, visité et pansé le nommé Jean Maret.... lequel ils ont trouvé au lict, ayant fiebre et une playe sur la partie supérieure et antérieure du pariétal destre.... avec fracture de l'os pénétrant jusqu'à la seconde table de l'os pour le moins, ne pouvant juger si la dure mère est offensée qu'au préalable l'on aye fait l'incision cruciale, ce qui est absolument nécessaire.... ». — En 1689, le même Jean Brujas, assisté de Pierre Richard, visite le nommé Teste, du village de Cheredon, paroisse de Guéret. Il lui trouva une plaie de l'os pariétal gauche, avec une si grande fracture du dit os qu'il

s'en serait séparé trois esquilles ou pièces, chaculne
de la grandeur d'un pouce pour le moins, lesquelles
auraient blessé la dure-mère et l'auraient enfoncé
dans la substance du cerveau... laquelle playe et
fracture me paraissent avoir été faites par instrument tranchant, tels que soit une hache ou serpe,
dont le dit blessé serait mort, ce que je certifie être
véritable, parce que les esquilles par la violence du
coup auraient blessé la dure-mère, ainsi appelée à
cause qu'elle conserve le cerveau, dont la solution
de continuité est mortelle, tant à cause de son utilité
et nécessité pour la conservation du cerveau, dont elle
est appelée mère, que parce que c'est une membrane
composée de la sixième paire de nerfs et par
conséquent d'un sentiment fort piquant et sujet à
l'inflammation, laquelle lui serait survenue et lui
aurait enfin causé la mort, aussi bien que la
dépression de la substance du cerveau, laquelle
étant molle se serait facilement corrompue... »

Les médecins et chirurgiens jurés ne se bornaient
pas à faire la constatation de l'état des blessés,
qu'ils étaient appelés à visiter; ils prescrivaient en
même temps à ces derniers un traitement qu'ils
indiquaient dans leur rapport, à la suite duquel ils
requerraient « taxe tant pour transport que pour
visite et pour iceluy (1). » En 1775, le 22 juin, Pierre
Cusinet et Sudre, maîtres chirurgiens, furent commis
pour visiter une jeune' fille qui avait été victime
d'une agression et avait reçu des coups sur la tête.
Après avoir fait leurs constatations, ils ajoutent :
« pour raison de quoy lui avons fait appliquer sur
la dite contusion des compresses imbibées de
liqueurs spiritueuses propres à en procurer la
résolution et fait saigner deux fois la dite Jeanne
Dudillieu, et lui avons conseillé de garder le repos
et un peu de régime pendant quatre ou cinq jours,
pour éviter les accidents qui peuvent survenir aux

(1) « Dans les affaires qui s'instruisent aux frais du Roy, les
médecins dont le ministère est nécessaire sont payés des voyages
qu'ils font pour leur rapport en justice : cinq livres par jour,
compris le rapport, — pour visite et rapport dans le lieu même
de leur résidence : cinquante sols. » (Arrêt du Conseil du
23 janvier 1742.)

moindres blessures de la tête et cela pour la plus grande sûreté. »

Parfois, l'intervention des chirurgiens jurés ne se limitait pas à la prescription de drogues ou de remèdes aux blessés qu'ils avaient examinés ; s'ils le jugeaient nécessaire, ils pratiquaient sur eux des opérations plus ou moins graves, telles que le trépan ou autres. Voici un rapport qui vient à l'appui de cette affirmation :

« Je, soussigné, Guillaume Chanaud, maître chirurgien, commis aux rapports de la ville de Guéret, certifie à vous, Monsieur le Prévost Châtelain de ladite ville, qu'en vertu de votre ordonnance à moy signifié par Villestiveau, huissier, le 21 may 1726, avoir veu et pansé J.-B. Fayolle, fils de Fayolle, avocat, à qui je trouve une petite playe à la teste sur l'os coronal du costé gauche, pénétrant le cuir seulement pendant de longueur d'un travers du bout du petit doigt, faite par un coup de pierre ou autre semblable instrument. Plus une contusion à la teste sur l'os pariétal du costé droit de largeur de trois travers de doigt. Ayant fait l'incision,... je luy ay trouvé les os enfoncés de l'espaicheur de deux escus, avec trois fentes au dit os, la dite enfonçure pressant la dure et pie-mère. Je luy ay appliqué le trépan ; il en est sorti du sang par le trou du dit trépan ; le crâne étant levé, je trouve le cerveau contu et corrompu de la largeur de quatre travers de doigt, sans que ce soit trouvé de sang sur la dure-mère, estant sur lequel coupt, estant poucé et thumbé par costé luy a causé le fracas des os et la contusion lui a causé la mort, venue le quatrième jour de son coupt, ce que je certifie véritable, en loyauté et conscience, à Guéret, ce vingt-deux de may 1726. »

En dehors des rapports, auxquels nous venons de faire allusion et sur lesquels, malgré l'intérêt qu'ils présentent, nous n'insisterons pas davantage, les médecins et les chirurgiens de Guéret étaient quelquefois appelés à donner leur avis sur certaines questions, qui leur étaient soumises par les administrateurs de la ville, relativement à l'hygiène et à la santé publique. Alors comme aujourd'hui, ils étaient consultés sur l'origine des épidémies et les

moyens de les prévenir, sur le choix de l'emplacement des cimetières, sur la qualité des eaux
potables, sur la nécessité de capter ces eaux et de
les faire circuler dans des conduits, de manière à
éviter leur contamination. En 1783, notamment, les
officiers municipaux, ayant fait l'acquisition, pour
servir de cimetière, d'un terrain « en nature de pré
et terre de labour, » Pierre Poissonnier des Granges,
chirurgien, fut commis en même temps que Fillias,
médecin, pour examiner de concert avec ce dernier,
si le terrain choisi convenait à sa destination. Les
deux experts se transportèrent sur les lieux avec le
maire et les échevins et, après s'être rendu compte
de la situation de l'emplacement proposé et de son
orientation, ils déclarèrent dans un rapport que cet
emplacement « exposé au nord ne pouvait répandre
sur la ville, qui est au-dessous, du côté du midi,
aucunes vapeurs, ni exalaisons putrides, capables
de compromettre la salubrité de l'air de la ville. »

La même année 1783, des plaintes graves furent
formulées par un grand nombre d'habitants de
Guéret contre l'insuffisance des sources qui ali-
mentaient les fontaines et plus particulièrement
contre l'insalubrité des eaux de l'une de ces fontaines.
La conduite, qui aboutissait à cette dernière, après
avoir suivi un assez long trajet, après avoir traversé
les terrains qui longeaient les fossés de la ville,
pénétrait dans une rue qu'elle suivait dans toute sa
longueur avant d'arriver à sa destination. Or, un
examen sur place démontra que dans cette rue, en
divers points, la conduite, formée de tuyaux entiè-
rement en bois, assise sur un terrain peu solide,
était détériorée et en fort mauvais état. De nombreuses et larges fissures s'y étaient produites,
par où l'eau s'échappait et allait inonder les caves
du voisinage. Ce n'est pas tout : cette conduite était
établie à proximité des latrines de la prison royale
et les eaux qui devaient servir à l'alimentation
publique se trouvaient ainsi contaminées par des
infiltrations de matières fécales. Poissonnier des
Granges et Cusinet, chirurgiens, furent commis avec
le médecin Fillias pour étudier cette dernière
question et donner leur avis sur la salubrité de ces
eaux. Dans un rapport très circonstancié, après avoir
exposé les constatations que nous venons de men-

tionner, ils certifient que « tant que les cors, qui
conduisent l'eau à la fontaine, appelée de la Halle,
seront sur ou à côté ou à très peu de distance du
conduit des latrines des prisons royales, les eaux
de cette fontaine, qui servent au moins la moitié des
habitants, ne seront point salubres et ne pourront
que leur occasionner des maladies, que même ils
sont persuadés que, s'il règne dans la ville des
fièvres putrides et malignes, elles sont occasionnées
par les mauvaises eaux, dont on est obligé de se
servir, par la mauvaise disposition des canaux où
elles passent en petite quantité, tandis que avec la
précaution de choisir d'autres voies, il n'est point
de ville, où l'on peut se procurer des eaux plus
saines et plus salutaires à la santé et en même
temps plus abondantes. »

A la suite de ces affirmations, il fut décidé que la
conduite détériorée serait remplacée, et qu'en vue
d'éviter la contamination des eaux, cette conduite
suivrait un nouveau trajet susceptible de mettre ces
eaux à l'abri de toute pollution possible.

IV

Dans les villes un peu importantes, et lorsqu'ils étaient en nombre suffisant, les apothicaires (1) formaient une corporation, qui était tout à la fois un collège d'enseignement, un jury de réception pour les grades, un corps disciplinaire, une société ayant des droits et des prérogatives et organisée en grande partie dans un but de défense, quand les intérêts professionnels étaient en jeu. Rien de semblable n'exista à Guéret, où le nombre des apothicaires n'excéda jamais simultanément le chiffre de deux. Ceux qui vinrent s'établir dans cette ville, au cours du XVIII° siècle, avaient pris leurs grades un peu partout, à Paris, à Metz, à Verdun ou ailleurs.

Ce n'était pas une petite affaire que d'avoir à gagner la maîtrise avec le titre de maître apothicaire juré et le droit d'exercer la profession. Il fallait tout d'abord être issu d'une bonne famille, avoir appris la grammaire; il fallait ensuite acquérir le titre d' « apprenti » dans une « apothicairerie, » où il était indispensable de rester de longues années « sans discontinuation, » — puis passer en présence d'un médecin, un premier examen « sur la généralité de l'art, l'élection, la préparation et la mixtion des médicaments, » en subir un second « sur les

---

(1) — Apothicaire, — mot dérivé du grec, *apothéca*, lieu où l'on tient certaines choses en réserve, armoire, magasin. Les Italiens, en parlant de ces magasins disaient *boteca, botega*, les Espagnols, *botica*, d'où les Français ont fait *boutique*, équivalent d'*apothicairerie*. « Le mot *apothéca* date du moyen-âge, où il était entré dans le langage courant pour être appliqué indifféremment à toutes les boutiques ou magasins. On appelait *apothicairerie* les marchands en gros ou gardiens principaux des greniers d'abondance. Le premier concile de Carthage défendait de leur conférer la cléricature. Plus tard, le mot devint plus précis; l'apothicaire des abbayes et des maisons royales était chargé de la conservation d'un petit nombre de substances rares et recherchées : figues, amendes, riz, dattes, dit un document de 1290 : les confections pharmaceutiques faisaient partie de la collection. » *(La Pharmacie centrale de France par Ch. Sellier, conservateur adjoint du musée Carnavalet, page 111. — 1903.)*

« explications des ordonnances latines des médecins...., » confectionner ensuite un chef-d'œuvre,
c'est-à-dire exécuter une formule pharmaceutique,
secundum artem; enfin, une fois cette dernière
épreuve subie, « glisser la culotte courte, armer la
tête de la perruque à trois tours, fourrer ses pieds
dans des souliers à boucles d'argent, et aller rendre
une visite respectueuse au lieutenant général de
police, entre les mains duquel le nouveau maître
apothicaire prêtait le serment accoutumé. » Cette
dernière formalité accomplie, il pouvait tenir
boutique, vendre des drogues et composer des
remèdes (1).

Les officines des apothicaires de Guéret, peu
luxueuses, et qui sous ce rapport ne rappellent en
rien celles de nos jours, ressemblaient extérieu-
rement à toutes les autres boutiques de la ville. A
l'intérieur, elles étaient obscures et mal éclairées
par des baies assez larges, mais peu élevées, près
desquelles se trouvaient placés en évidence, comme

(1) Ce sont des lettres patentes, de Louis XIII du 28 novembre
1638, qui réglèrent les attributions respectives des apothicaires
et des épiciers, jusqu'alors confondues. Aux termes de ces
lettres patentes, les apothicaires n'étaient précédemment autre
chose que des marchands, assimilés aux épiciers et faisant partie
d'une seule et même corporation. En 1620, le bureau de la ville
de Paris, pour honorer et récompenser cette corporation, qui
avait donné des consuls et des échevins, concéda aux épiciers-
apothicaires le droit d'orner d'armoiries leurs bannières et la
chapelle de leur communauté. D'après l'armorial d'Hozier, voici
ces armoiries : « *d'azur à un dextro-chère d'argent, issant d'une
nuée de même, et tenant des balances d'or ; coupé à deux navires
de gueules, équipés d'azur semé de fleurs de lys d'or, posés l'un
contre l'autre, flottant sur une mer de sinople et accompagnés de
deux étoiles à cinq raies de gueules.* » Le blason était surmonté
de la devise : « *lances et pondera servant.* » (*La Pharmacie
centrale de France,* page 125.) — Un édit de Louis XIV promulgué
en juillet 1682 revisa et confirma les attributions des apothicaires,
auxquels il fut défendu de vendre des substances dangereuses,
arsenic, realgar, orpiment, sublimé, etc., si ce n'est à des
personnes compétentes, tels que médecins. — Il était défendu à
tout membre de la « Religion réformée » d'exercer le métier
d'apothicaire, ainsi du reste, que la profession de médecin ou
celle de chirurgien.

L'accord pendant longtemps fut loin de régner, entre les
épiciers, les apothicaires et même les médecins. Des discussions
incessantes s'élevaient entre eux, suscitées par les prétentions,
tantôt des uns, tantôt des autres. Une déclaration du Roy,
d'avril 1777, y mit fin, en érigeant en collège de pharmacie,

partout ailleurs dans les boutiques d'apothicaires, des flacons transparents avec des reptiles conservés dans l'esprit de vin, divers animaux empaillés. Tout autour de l'officine, sur des rayons, on voyait des vases, des amphores, des bocaux, de formes plus ou moins bizarres, ornés de dessins et d'inscriptions, — vases et bocaux qui s'étaient substitués peu à peu aux petites boîtes, dont parle Rabelais, « painctes au-dessus de figures joyeuses ou frivoles, comme des harpyes, satyres, oysons bridés, lièvres cornus..., contrefaictes à plaisir pour exciter le monde à rêve..., mais où dedans on reservayt de fines drogues... »

En quoi consitaient ces « fines drogues ? » Il est difficile de le dire en quelques mots, car un volume entier ne suffirait pas pour en faire une simple énumération, depuis le bézoard oriental, si vanté pour sa puissance alexitère contre les venins et les virus, — depuis l' « arrière-faix » des femmes, desséché et mis en poudre pour combattre l'épilepsie, — jusqu'à la graisse humaine, souveraine contre les rhumatismes, et les excréments d'animaux, comme les fientes de chèvre, de chien, de cigogne, de paon, etc., qu'il n'était pas « malséant » à l'apothicaire de tenir dans sa boutique.

Étranges en vérité étaient de tels médicaments, qui cependant, comme quelques-uns de nos jours, ont eu leur heure de célébrité et de succès. Peut-être certains tenaient-ils leur vertu curative de la difficulté que l'on éprouvait à se les procurer et du prix élevé auquel ils se vendaient. Argan se plaint fort, en effet, de M. Fleurant, son apothicaire, qui compte cinq livres une potion « cordiale et préser-

l'ancienne école d'apothicairerie de la rue de l'Arbalète, fondée en 1578. A partir de ce moment, les maîtres en pharmacie ne durent plus s'occuper d'épicerie, non plus que les épiciers de préparations, manipulations et mixtions médicales. En 1780, les statuts promis par la déclaration de 1777 furent accordés pour mettre fin aux réclamations incessantes des membres du collège de la rue de l'Arbalète. A partir de ce moment, la qualification d'apothicaire disparut pour faire place à celle de pharmacien ; titre qu'on ne put plus désormais conquérir qu'en passant comme élève par le collège et qu'après avoir été reçu membre de ce collège.

vative » dans laquelle entrent quelques grains seulement de bézoard. C'étaient-là sans doute remèdes de princes, que pouvait bien s'offrir aussi un malade imaginaire, mais dont les malades de Guéret ne semblent pas toutefois avoir abusé, si tant est qu'ils en aient fait usage.

Il nous serait facile de reproduire ici un certain nombre de mémoires ou notes d'apothicaires de Guéret, notes et mémoires susceptibles de nous renseigner sur les prix auxquels ces apothicaires vendaient leurs préparations; mais cela aurait peu d'intérêt. Toutefois, à titre de curiosité, nous allons faire connaître quelques prix, extraits de mémoires de « drogues et médicaments. » Voici tout d'abord une note qui remonte à l'année 1654, note dont nous ne reproduisons qu'un certain nombre d'articles :

« Parties pour feu Monsieur de Breuil, fournies par Albert, apothicaire.

« Du 14 mai 1654, un voyage pour soigner la petite.................. 1 l. 5 sols.

« Plus du 15, pour monsieur, un voyage......................... 1 l. 5 —

« Plus du 16, pour la petite, une potion cordialle composée avec confection de hiacinthe, sirop de limon, etc.. 3 l. »

« Plus un épitaime cordial composé avec confection cordialle, thériaque, etc.............................. 3 l. 10 —

« Plus du 19, pour monsieur, une médecine, composée avec casse, manne, etc...................... 2 l. 10 --

« Plus du 26, la médecine réitérée .... 2 l. 10 —

« Plus un voyage.................. 1 l. 5 —

« Plus du 2 juin, un grand emplàtre de poix de Bourgogne.............. 1 l. »

« Plus du 3, un voyage............. 1 l. 5 —

« Plus un julep rafraîchissant........ 2 l. 10 —

« Plus du 5, une phiolle de sirop violet...................... 3 l. »

« Plus un voyage.................. 1 l. 5 —

Etc., etc., etc.

En 1781, l'apothicaire Poissonnier adressait le

montant de ses honoraires pour les remèdes qu'il avait fournis « à la maison de M. de Madot, sur l'ordonnance de M. Fillias. » Voici le tarif de quelques-uns de ces remèdes :

« Un large emplâtre de vésicatoire pour
mettre à la nuque................ 1 l. 10 sols.

« L'avoir purgé avec son sirop ordinaire . ... 1 l. 12 —

« Une forte médecine............... 2 l. 15 —

« Une purgation ordinaire........... 2 l. 5 —

« Une forte prise d'émétique....... ... » 6 —

« Une prise de tartre stibié.......... » 5 —

« Un lavement purgatif.............. » 15 —

« Deux lavements émollients........ 1 l. 4 —

« Une once de quinquina bouilli dans
une chopine...... .... 1 l. 10 —

« L'avoir purgé avec du séné mondé,
de la rhubarbe du Levant, le sel
d'Angleterre, la manne et le sirop
de fleurs de pêcher........ ..... 1 l. 5 —

« Deux bouteilles de tisane sudorifique. 2 l. » —

Aux XVIIe et XVIIIe siècles, aussi bien qu'aujourd'hui, on parlait beaucoup de liberté, mais d'une liberté spéciale, dont personne ne réclamait le monopole et qui ne semble pas jamais avoir donné lieu à de bien graves conflits : il s'agit en effet de la liberté du ventre. Pour l'obtenir, en dehors des purgations, on recourait volontiers aux « lavements. » L'usage de ces derniers, qui effrayait si fort M. de Pourceaugnac, était cependant en grand honneur près de Louis XIV et faisait les délices des dames de sa cour, qui y recouraient en présence même du souverain et gagnaient ainsi des paris. Un nuage survint toutefois au milieu de ce bel enthousiasme ; à la fin du règne du Grand Roy, — chose horrible à dire — le mot lavement fut considéré comme indécent. Le clergé s'en scandalisa par cette raison que ce mot est employé dans les cérémonies religieuses. « Grande fut la rumeur à la cour et chez Mme de Maintenon : les jésuites gagnèrent l'abbé de St-Cyran et employèrent leur crédit auprès de Louis XIV pour obtenir que le mot lavement fut mis au nombre des expressions deshonnêtes, en sorte que l'abbé de St-Cyran blâma publiquement le P. Garasse, qui s'en était servi. « Mais, riposta ce dernier, je n'entends par lavement qu'un système de gargarisme : ce sont les apothicaires qui l'on profané en l'appliquant à une chose plus basse. » — Il fut donc décidé qu'on substituerait le mot *remède* à celui de lavement; remède, comme équivoque, parut plus honnête. Louis XIV accorda cette grâce au P. Le Tellier; le roi ne demanda plus son lavement, mais son remède et donna l'ordre à l'Académie française d'insérer ce mot dans son dictionnaire avec son acception nouvelle..... »

Quoi qu'il en soit, ces graves disputes ne semblent pas avoir eu de répercussion à Guéret où le mot lavement ne paraît, à aucun moment, avoir soulevé la susceptibilité des dévôts, car nous trouvons constamment ce mot dans les mémoires des apothicaires de l'époque. Les attributions de ces apothicaires n'étaient pas toutefois exclusivement limitées à la préparation de ces lavements, à la composition et à la vente des remèdes. Ils avaient encore un rôle très important à remplir, rôle fondamental, s'il est permis de parler ainsi. A Guéret, aussi bien que partout ailleurs, on les voyait en effet tous les jours, chaque matin et chaque soir, au lever et au coucher du soleil, quitter leur boutique, parcourir la ville, se rendre dans les villages et aller visiter leurs clients. portant gravement un étui suspendu à leur cou par une bandouillère. C'est dans cet accoutrement que l'apothicaire Albert effectuait ses voyages au village de Breuil, voyages auxquels il est fait allusion dans la note de ses honoraires précédemment citée. C'est ainsi également que nous apparaît l'apothicaire Claude Voysin, lorsqu'en 1705. lors de l'émeute suscitée par une saisie faite par des huissiers. il intervint pour protéger le commis aux fermes, Péron : il était assurément revêtu de sa bandouillère (1). Que contenait l'étui qu'elle retenait ? On le devine sans peine : il renfermait l'indispensable instrument

---

(1) L'Émeute de Guéret, 1705 *(Mém. de la Société des sc. n. et arch. de la Creuse.* 1897.)

dont se servait l'apothicaire « pour glisser sous le secret de l'alcôve un liquide chaud à point, *tuto, cito* et *jucundè,* » opération à la suite de laquelle il devait attendre patiemment le moment où il lui serait permis de pouvoir apprécier — car tout n'était pas rose dans le métier — si la matière était « louable » ou non.

V

Nous allons maintenant dire un mot des matrones
ou sages-femmes, qui ont exercé leur art au XVIIIe
siècle, dans la capitale de la Haute-Marche. Les
documents concernant ces dernières sont extrême-
ment rares et c'est seulement en conpulsant les
registres paroissiaux des naissances que nous avons
pu être renseigné sur l'existence et le nom de quelques-unes d'entre elles.

Il est probable, il est même certain que les premières sages-femmes furent des personnes compatis-
santes et charitables, qui, témoins à diverses reprises
des souffrances et des angoisses de quelques-unes
de leurs voisines en travail, cherchèrent tout d'abord
à leur venir en aide, à les soulager et à hâter leur
délivrance. Il y a lieu de penser qu'ensuite un
certain nombre d'entre elles, instruites par l'expé-
rience, voulurent utiliser les connaissances qu'elles
avaient acquises et se créer ainsi une profession.
Ce fut-là ce qui se passa sans doute dès le commencement du monde, et nous ne craignons pas d'ajouter
qu'au début du XVIIIe siècle, à Guéret, les choses
ne se passaient pas autrement. Alors, dans cette
ville, il n'existait pas de sages-femmes, au sens
précis du mot, tel qu'il s'entend aujourd'hui: on n'y
voyait que quelques matrones, des « ventrières, »
comme on les appelait dans les siècles précédents.
Qu'était-ce donc qu'une ventrière ? « C'est, dit
Barthelemy de Granville, une femme qui a l'art
d'ayder à la femme quand elle enfante, afin qu'elle
ayt l'enfant légèrement et que l'enfant ne soit en
péril. Elle oingt le ventre de la femme qui enfante
d'aucun oignement pour faire yssir l'enfant plus
tost et à moins de douleur. Quant l'enfant naist, elle
le reçoit et lui couppe le nombril du long de quatre
doigts, et le noue ; et puis elle lave l'enfant pour en
oster le sang, et après elle le frotte de sel et de miel
pour seicher et conforter les membranes, et l'enve-
loppe de blancs drapeaux (1). »

(1) De proprietatibus rerum.

A la fin du XVIIe siècle, il était d'un usage à peu près général, en France tout au moins, d'appeler des chirurgiens auprès des femmes en couches. Au commencement du siècle suivant, une tentative de réaction se produisit contre cet usage et le promoteur de cette tentative fut le doyen même de la Faculté de médecine de Paris, le Dr Hecquet. Ce dévot, pour complaire, dit-il, « à quelques dames chrétiennes, » qui, « pour ne point se laisser réduire à l'usage presque établi aujourd'hui de se faire accoucher par des hommes, ont demandé à s'instruire sur cette coutume, qui blessait leur pudeur et offensait leur piété » publia un petit livre sur « l'indécence aux hommes d'accoucher les femmes (1)... » Quels furent d'une manière générale les résultats de cette tentative? C'est-là un point sur lequel nous n'avons pas à nous appesantir ici. Disons toutefois que l'opinion de Hecquet n'est point partagée par le chirurgien Dionis, qui vante les accoucheurs et décrit avec complaisance l'attitude extérieure que doivent présenter ceux qui veulent se livrer à l'art obstétrical (2).

Nous ne savons si les doctrines d'Hecquet en matière d'accouchement eurent leur répercussion à Guéret. Quoi qu'il en soit, ce qui demeure positif, c'est que dans cette ville, au cours du XVIIIe siècle, il exista toujours une ou plusieurs matrones. Dans les registres paroissiaux de 1729, nous avons relevé le nom de deux d'entre elles, qui figurent-là comme marraines ou assistantes déclarant la naissance d'enfants illégitimes. Elles sont qualifiées toutes les deux du nom de « femmes-sages: » l'une portait le nom de Laranne; l'autre, s'appelait Anne-Françoise Banassat. Nous avons relevé sur les registres

----

(1) 1708.

(2) « Celui qui embrasse l'art des accouchements, dit Dionis, doit être bien fait de sa personne, n'ayant aucun défaut corporel, ni rien de choquant dans son visage. Il faut qu'il soit fait de manière qu'une femme puisse se mettre entre ses mains sans aucune répugnance. Il ne doit être ni trop jeune, ni trop vieux ; il faut qu'il soit dans la vigueur de son âge et qu'il ait de la force pour pouvoir faire un accouchement laborieux, qui le met quelquefois tout en sueur. » *(Traité général des accouchements, 1710.)*

paroissiaux de 1758 le nom d'une autre matrone, celui de Marguerite Aubaisle, « femme-sage, » que nous voyons opérer à Maindigour, petit hameau près de Guéret, et baptiser ensuite « par nécessité » l'enfant nouveau-né en danger de mort.

Vers la même époque, nous trouvons encore une nouvelle sage-femme, la femme Lacroix, qui cherche à initier à l'art des accouchements sa belle-fille, Antoinette Renard, femme de Nicolas Lacroix, tailleur d'habits pour hommes. Antoinette Renard paraît avoir eu du goût pour sa profession. A un moment donné, elle éprouva même le besoin de perfectionner son instruction et c'est ainsi qu'en 1761 elle se rendit à Moulins pour suivre les leçons que professait alors « Mme du Coudray, en cette ville, pour les accouchements (1). » Il est vrai d'ajouter qu'elle fut encouragée dans cette entreprise par le corps municipal de Guéret, qui lui alloua une somme de soixante-douze livres, « pour payer les dépenses de son voyage et séjour en la ville de Moulins et de son retour. »

Le nom d'une autre sage-femme nous est parvenu, celui de Marie Barathon, qui vivait en 1775 et était alors qualifiée « maîtresse sage-femme. » Marie Barathon paraît avoir joui d'une certaine réputation; elle était tout au moins fort occupée et sa profession ne lui laissait guère de loisirs. En 1780, elle fut exemptée du logement des gens de guerre, « en considération de ce que son état la

(1) Il s'agit de Mme Le Boursier du Coudray, auteur d'un *Abrégé de l'art des accouchements dans lequel on donne les préceptes nécessaires pour le mettre heureusement en pratique*, 1759. — « Après avoir appris dans la Capitale l'art que je professe, dit cet auteur, et l'avoir exercé l'espace de seize ans, mon sort me conduisit en Province. » Mme du Coudray séjourna en différentes villes, à Clermont, à Moulins, etc. Là, elle donna gratuitement des leçons et pour rendre ces dernières plus pratiques, elle prit le parti, dit-elle, « de faire manœuvrer ses élèves sur une machine que je construisis à cet effet et qui représentait le bassin d'une femme, la nature, son orifice, ses ligaments, le conduit appelé vagin, la vessie et l'intestin appelé rectum. J'y joignis, ajoute-t-elle, un modèle d'enfant de grandeur naturelle, dont je rendis les jointures assez flexibles pour pouvoir le mettre dans des positions différentes, une arrière-faix, avec les membranes et la démonstration des eaux qu'elles renferment, le cordon ombilical... »

mettait souvent dans l'obligation de quitter son logement et de ce qu'il y aurait beaucoup d'inconvénient pour elle à le laisser occuper par des soldats. »

Quels étaient les honoraires alloués aux sages-femmes ? Sur ce point encore, pas plus que sur les honoraires des médecins et des chirurgiens, nous ne sommes renseigné. Tout ce que nous savons, c'est que, en 1703, une somme de sept livres huit sols fut payée à la sage-femme, qui avait assisté la femme du président Bonnet pendant son accouchement, donné ensuite des soins « à sa fille Valérie » et « avait porté cette dernière à l'Eglise pour y être baptisée. »

VI

Nous ne saurions terminer l'exposé des notes qui précèdent, sans résumer certaines particularités extraites de documents divers et qui ont trait au service médical, chirurgical et pharmaceutique de l'Hôtel-Dieu de Guéret. Nous ne possédons toutefois absolument aucun renseignement sur ce service avant l'année 1700.

Au cours du XVIIIᵉ siècle, un, quelquefois deux médecins et autant de chirurgiens furent toujours attachés simultanément à l'établissement, ainsi qu'un et parfois deux apothicaires, qui avaient la mission, non-seulement de préparer « les drogues, » mais encore de veiller à leur administration et souvent de les administrer eux-mêmes. Ces médecins, ces chirurgiens et ces apothicaires recevaient une rétribution annuelle. Cette rétribution était modeste; mais il est vrai d'ajouter qu'en ce qui concerne les médecins tout au moins, lorsqu'ils avaient sollicité leur nomination, comme médecins de l'Hôtel-Dieu, ils avaient pris l'engagement de soigner gratuitement les malades pauvres. Malgré cet engagement, quelques-uns ne se trouvant pas satisfaits de l'honneur qui leur avait été fait, réclamèrent des honoraires qui leur furent alloués par les administrateurs de l'Etablissement.

Le premier médecin de l'Hôtel-Dieu, dont nous trouvons le nom mentionné, est Bouessard du Chesnat, auquel nous avons précédemment fait allusion. Son service ne paraît pas avoir été toujours très régulier, car, en 1707, nous voyons qu'il fut invité par le bureau d'administration « à visiter les malades au moins une fois par jour, ce qu'il avait négligé de faire depuis plusieurs mois. »

En 1742, deux médecins desservaient l'hôpital : Joseph Pichon de Bury et Pierre Blandin. — Pichon de Bury était alors établi à Guéret depuis peu de temps; aussitôt après son installation dans cette ville, il avait demandé « à venir à l'Hôtel-Dieu visiter les pauvres malades, leur ordonner les remèdes convenables, le tout gratuitement. » Sa demande avait été agréée. — Quant à Pierre Blandin, il était à ce moment médecin de l'établissement depuis long- temps déjà, mais ne paraissait guère s'en souvenir. « Après avoir, dit un document, presté gratuitement ses soins aux malades, dans l'espoir de se procurer quelques avantages de la part de la ville, sans voir cet espoir se réaliser, il a cessé depuis plusieurs années de visiter les malades. » On l'invita à re- prendre son service, en lui offrant soixante livres d'honoraires par an et en lui faisant espérer que ce traitement serait augmenté, « lorsque les affaires des pauvres seraient dans une situation plus opu- lente et qu'il y aurait augmentation des malades. »

Pierre Blandin mourut en 1769 ; il fut remplacé par son fils, François, qui, « du vivant de son père et sous ses yeux, avait déjà rendu des soins aux pauvres. » Comme ce dernier, François Blandin n'avait sollicité sa nomination de médecin de l'Hôtel- Dieu qu'en vue de se mettre en relief et de pouvoir retirer quelques bénéfices d'une telle situation. Trouvant insuffisants les avantages sur lesquels il comptait, il négligea de se conformer aux règlements de l'établissement et n'apporta que peu de zèle dans l'exercice de ses fonctions. A diverses reprises, et notamment en 1780, des observations lui furent présentées à ce sujet. A cette dernière époque, à la suite de ces observations, il renouvela son enga- gement de « servir » l'Hôtel-Dieu à titre gratuit, avec cette condition toutefois qu'il jouirait de l'exemption du logement des gens de guerre. Voici du reste comment est conçu cet engagement, qui se trouve consigné sur les registres de l'Hôtel-Dieu :

« Je, François-Pierre Blandin, seigneur de Lon- gechaud, conseiller du Roy, son médecin ordinaire en la sénéchaussée et siège présidial de la Marche, médecin de l'Hôtel-Dieu et des prisons royales de Guéret, soussigné, déclare que, suivant la décision de M. l'Intendant de Moulins, du 10 mars dernier, au sujet de l'exemption des gens de guerre, pour laquelle il est dit : « M. Blandin, médecin de l'Hôtel- « Dieu, sera exempt s'il sert l'Hôtel-Dieu gratis, » pour s'y conformer, qu'à commencer du premier mars, présent mois, où commence son année d'exercice il veut servir l'Hôtel-Dieu, en qualité de médecin, gratuitement et qu'il n'entend plus à l'avenir demander des honoraires aux administrateurs, qu'au moyen de la dite déclaration, il prétend commencer à jouir du privilège de l'exemption du logement des gens de guerre. — Fait à Guéret, au greffe de l'Hôtel-Dieu, le 1er mars, 1780. » Signé : « Blandin de Longechaud, médecin du Roy. »

Il ne semble pas que le privilège qui lui fut ainsi accordé ait suffi pour réchauffer son zèle, car il continua comme par le passé à se montrer peu soucieux d'observer les règlements, et à négliger « le service des pauvres. » Tout cela devait avoir une fin : à la suite d'une réunion, tenue le 2 décembre 1785 par le bureau d'administration, Blandin fut révoqué de ses fonctions. Dans cette réunion, il avait été fait observer que ce médecin ne tenait aucun compte des observations qui lui avaient été présentées à diverses reprises, que le règlement de l'hôpital était pour lui lettre morte, qu'il admettait des pauvres dans l'établissement sans que le billet d'admission fut visé par l'un des administrateurs, qu'il n'inscrivait sur les registres ni les affections, dont étaient atteints les malades, ni le traitement qu'il leur prescrivait, et qu'enfin il ne visitait même pas ces malades avant de prononcer leur admission dans l'établissement. A l'appui de cette dernière assertion, il fut présenté un billet d'admission libellé de la manière suivante : « ... Le présent, susnommé, reçu à l'Hôtel-Dieu, *en ce qu'il n'aura pas de dysenterie.* » Signé : « Blandin. » Le bureau fut unanime pour prononcer sa révocation. Il chargea son secrétaire-greffier de se transporter chez Blandin pour lui faire au nom des administrateurs « les remerciements les plus honnêtes de la peine qu'il a bien voulu prendre jusqu'à présent de visiter les pauvres de l'Hôtel-Dieu, mais que l'inéxécution des règlements, et, bien plus que cela encore, l'humanité, ont fait penser qu'il convenait qu'il s'abstint à l'avenir de ses visites. »

Dans cette même réunion du 2 décembre 1785, on fit choix d'un nouveau médecin pour remplacer Blandin : le nom de Fillias, « sur le zèle duquel on

avait tout lieu de compter » réunit tous les suffrages.
Ce dernier fit connaître son acceptation de la
manière suivante : « Nous, J.-B. Fillias, docteur
médecin de la Faculté de Montpellier, exerçant en
cette ville, à qui la délibération (du bureau d'administration) a été communiquée, déclarons que, flatté
de la confiance que MM. les administrateurs nous
témoignent, nous acceptons avec reconnaissance
notre nomination pour le service de l'Hôtel-Dieu,
en qualité de médecin, et que nous serons toujours
empressé de témoigner notre zèle pour l'humanité
et le service des pauvres. — A Guéret, le 3 décembre 1785. » — Signé : « Fillias Dr M. M. »

Fillias exerça ses fonctions de médecin de l'Hôtel-
Dieu jusqu'au commencement du dix-neuvième
siècle. Son traitement au début avait été de soixante
livres par an : ce chiffre fut ensuite augmenté de
trente livres, puis porté en 1789 à cent cinquante
livres et en 1793 à deux cents livres.

Au commencement du XVIIIe siècle, le chirurgien
de l'hôpital était Guillaume Chanaud, chirurgien-
juré. Le 9 mars 1720, nous le voyons s'adresser aux
administrateurs de l'établissement et leur « re-
montrer que, depuis quelques années, il s'est trouvé
à l'Hôtel-Dieu un grand nombre de pauvres, ayant
des plaies considérables, qu'il a été obligé l'année
dernière et celle-cy de faire deux trépans, couper
quatre jambes et différentes autres cures difficiles,
et que la rétribution à lui accordée précédemment
de la somme de trente livres n'est pas à beaucoup
près suffisante, pour le travail qu'il est obligé de
faire, estant nécessaire qu'il se transporte deux fois
par jour en la salle des pauvres. » Il déclare enfin
« qu'il ne peut plus pour le même prix y donner ses
soins, comme il a fait précédemment. » Sa demande
parut légitime et ses honoraires furent portés de
trente à cinquante livres par an.

En 1736, Guillaume Chanaud était encore chirurgien de l'Hôtel-Dieu ; mais les infirmités dont il
était atteint l'avaient mis dans l'impossibilité de
continuer son service et il devint nécessaire de
pourvoir à son remplacement. Deux candidats
briguèrent sa succession : Annet Luche, lieutenant
des chirurgiens, et Silvain Peyrat, chirurgien-juré.

Ce dernier l'emporta sur son concurrent et fut agréé comme chirurgien de l'Hôtel-Dieu. Il remplit cette fonction pendant vingt ans. Après sa mort, arrivée en 1760, il fut lui-même remplacé par François Lasnier-Desbarres, maître-chirurgien, qui pendant vingt-cinq ans fit le service de l'hôpital à la satisfaction générale. En 1785, Lasnier-Desbarres, déjà âgé, songea à donner sa démission et à demander aux administrateurs de nommer à sa place son fils François-Pierre, également chirurgien-juré, « qui l'a aidé depuis quelque temps pour le service du dit Hôtel-Dieu, que même cette année il a fait deux amputations avec le plus grand succès et applaudissements de ceux de MM. les administrateurs qui en ont été témoins. » La démission de Lasnier-Desbarres fut acceptée et son fils fut agréé comme chirurgien de l'Hôtel-Dieu, « aux mêmes émoluments chaque année que le dit sieur son père avait ;.... en ce qu'il servira le dit Hôtel-Dieu avec zèle et s'y transportera deux fois par jour, toutes les fois qu'il y aura des plaies qui l'exigeront, même plus souvent si besoin l'exige, ou en cas d'absence se fera substituer par un de ses confrères. »

En 1740, les honoraires alloués à Silvain Peyrat pour le service chirurgical de l'Hôtel-Dieu furent les mêmes que ceux qu'avait perçus Guillaume Chanaud, c'est-à-dire cinquante livres. Ces honoraires ne subirent aucune modification jusqu'en 1783; mais cette année-là, les administrateurs reconnaissant les services rendus par Lasnier-Desbarres et considérant « le grand nombre de malades, atteints de plaies et ulcères, reçus à l'hôpital, ce qui exige des pansements suivis, » augmentèrent de cent livres ses « gages et honoraires, » qui se trouvèrent ainsi portés à cent cinquante livres. Le même traitement fut maintenu à son fils.

L'hôpital ne possédait qu'un très petit nombre, pour ne pas dire aucun, des instruments indispensables pour les opérations chirurgicales. Aussi lorsque l'une de ces opérations devenait urgente, l'opérateur était-il obligé de recourir à ses instruments particuliers et souvent il ne possédait pas lui-même ceux dont il aurait eu besoin. A diverses

reprises, Lasnier-Desbarres, père, avait appelé sur
ce point l'attention des administrateurs, en leur
demandant de vouloir bien faire l'acquisition de
certains instruments de première nécessité. Ces
administrateurs finirent par se convaincre de la
légitimité de cette demande; mais, « ayant réfléchi
que ces instruments pourraient se rouiller dans
l'apothicairerie, qui est très humide, » ils engagèrent
Lasnier-Desbarres « à en faire lui-même l'emplette
et à se charger de veiller à leur entretien, sauf à lui
accorder une gratification proportionnée aux avances
qu'il aurait faites. » Lasnier-Desbarres se conforma
à cette invitation et acheta des instruments ; mais
voyant qu'on ne lui parlait plus de l'indemniser,
il se vit dans l'obligation d'adresser à ce sujet une
réclamation. Ce n'était qu'un oubli de la part des
administrateurs, car ils reconnurent immédiatement
le bien fondé de cette réclamation, en allouant au
chirurgien une somme de cent vingt livres, montant
de la note de ses déboursés, et qui lui fut payée par
le trésorier de l'établissement.

L'administration de l'Hôtel-Dieu paraît du reste
avoir eu le constant souci de procurer à ses malades
le plus de soulagement possible. Elle ne semble pas
avoir hésité jamais devant une dépense, lorsque
cette dépense lui était représentée comme pouvant
amener la guérison de l'un de ces derniers. Nous
avons maintes fois trouvé la mention d'achats
d'appareils de diverses natures, demandés soit pour
la réduction des luxations et la consolidation des
fractures, soit pour le traitement d'autres lésions.
En 1750, notamment, le chirurgien Peyrat « ayant
représenté que le nommé Jean Rousseau, ampessade
du régiment d'Enghien, malade dans l'établissement,
avait un faux anévrisme du bras gauche, qui ne peut
guérir qu'au moyen d'un bandage, » on en fit
aussitôt venir un de Paris, dont le coût fut de vingt-
cinq livres.

Nous ne possédons que des données fort vagues
sur la nature des affections médicales proprement
dites, le plus fréquemment observées à l'hôpital.
Aussi ne pouvons-nous nous étendre sur ce sujet,
non plus que sur les moyens thérapeutiques employés
pour combattre ces maladies. Mentionnons seulement

qu'à diverses reprises nous avons noté l'existence
d'épidémies sévissant sur la population hospitalière
et jetant l'effroi autour d'elle. En 1737 notamment,
nous voyons le bureau d'administration cesser de se
réunir à l'Hôtel-Dieu et tenir ses séances « en la
maison du lieutenant-général, à cause de la maladie
de fièvre maligne et pourpreuse, qui est dans
l'établissement et même parmi les religieuses. »

En dehors de ces épidémies, une maladie, qui
semble avoir été fréquemment observée à l'Hôtel-
Dieu, est la fièvre intermittente, avec toutes ses
diverses formes. Cette fièvre régnait du reste dans
la cité où elle était entretenue à l'état endémique,
par la proximité d'un étang assez étendu et le
voisinage d'une petite vallée très marécageuse.
D'autre part, les rues de la ville, non pavées, sans
caniveaux latéraux, étaient constamment inondées
par les eaux, qui s'écoulaient de fontaines jaillis-
santes, et entretenaient à la surface de ces rues
une boue épaisse et persistante, donnant à quelques-
unes l'apparence de véritables marais.

Les formes les plus fréquemment observées étaient
les formes tierces et doubles tierces, qui « fatiguaient
les malades qu'elles laissaient dans une grande
langueur... faisaient mourir quelques personnes et
aucunes fort promptement, du soir au matin, et non
sans soupçons de pourpre et de venin. » Le président Chorllon qui fait ces dernières constatations,
dans ses mémoires, parle longuement de ces fièvres
et de leur persistance. Il nous raconte qu'il en fût
lui-même atteint d'une manière fort grave, « ce qui
le jeta, dit-il, dans une langueur avec la grande
quantité de remèdes qu'on lui fit prendre, qui
l'échauffèrent si fort qu'il ne fist que languir et
traisner tout l'esté, sans goûst ni appétit et sans
presque dormir. » Il prit des eaux de St-Mion, qui
ne firent que « de lui refroidir » l'estomac. « Enfin,
ajoute-t-il sans aucune espèce de malice, le meilleur
advis et remède que me fust donné, fust par un
médecin de Montluçon qu'on envoya quérir, fust de
ne prendre absolument aucun remède, quel qu'il
fust, ce qu'il me dit à son départ et en secret, en
cachette de ceux qui m'avaient traité. A la fin de
juillet, je commençai à me mieux porter. »

Mais revenons au service médical et pharmaceutique de l'Hôtel-Dieu. Les médicaments semblent
y avoir toujours été largement distribués aux
malades : nous en trouvons la preuve dans les
comptes du trésorier de l'établissement. Ces médicaments étaient fournis par des apothicaires de la
ville, quelquefois par des droguistes de Limoges. En
1783, il fut payé pour cette fourniture 664 livres ; le
montant du prix des remèdes délivrés, du 27 juin
1788 au mois de juin de l'année suivante, par
Faucher, droguiste à Guéret, s'éleva à 664 livres.
Ces sommes sont relativement élevées, eu égard à
la quantité des malades, qui ne devait pas être
considérable, étant donné le nombre restreint des
lits de l'Hôtel-Dieu. Parmi les médicaments et
remèdes journellement employés, figurent surtout
la casse, le séné, la thériaque, l'émétique, l'épéca,
etc., une foule de potions « calmantes, anodines.
stimulantes, » ou autres et une multitude de pom-
mades ou d'onguents. Au nombre de ces derniers,
nous en avons remarqué un particulièrement, —
vendu à raison de douze sols l'once, — onguent
utilisé quotidiennement contre la gale, qui semblait
ainsi avoir fait élection de domicile dans l'établissement.

Les comptes du trésorier de l'hôpital, comptes
auxquels nous venons de faire allusion, nous
démontrent encore que la saignée était un moyen
curatif très fréquemment employé. Nous voyons en
effet figurer sur ces comptes de très nombreuses
mentions d'achats de rouleaux de bandes, nécessaires pour pouvoir pratiquer cette petite opération :
le prix de chacun de ces rouleaux de bandes était
de une livre treize sols. Mais le remède le plus en
vogue, celui qui semblait dominer toute la thérapeutique, remède souverain, c'était le clystère, dont
l'administration faisait partie des attributions de
l'apothicaire de l'hôpital.

Au commencement du XVIIIᵉ siècle, l'apothicaire
de l'Hôtel-Dieu, Olivier Guéret, recevait un traitement annuel de cinquante livres. Il devait venir
tous les jours à l'hôpital et même plusieurs fois par
jour, s'il était nécessaire, « pour composer les
remèdes et ajuster les drogues, » remèdes et drogues

préparés dans l'établissement. Olivier Guéret mourut
le 21 mars 1710 et fut remplacé par Pierre Richard,
dit Beausoleil, qui, en 1729, demanda et obtint qu'on
lui adjoignit son gendre, Léonard Poissonnier,
« parfaitement au fait de sa profession et qui a
travaillé pendant plusieurs années à l'Hôtel-Dieu de
Paris, dont il a des certificats très authentiques. »
Léonard Poissonnier présenta en outre aux administrateurs de l'hôpital d'autres certificats, « tant
de MM. les Docteurs de la Faculté desservant
l'Hôtel-Dieu de la ville que de MM. les Docteurs en
médecine et Chirurgiens des hôpitaux royaux de
Metz et Verdun, faisant foy de la manière dont il
s'est comporté dans les dits hôpitaux et de sa
capacité. »

Léonard Poissonnier des Granges resta seul
apothicaire de l'hôpital après la mort de son beau-
père. En 1769, son traitement fut élevé à quatre-
vingts livres, « vu le grand nombre des malades, » et porté, en 1783, à cent quatre-vingts
livres.

Avant de terminer ce paragraphe relatif au service
médical, chirurgical et pharmaceutique de l'Hôtel-
Dieu, disons un mot du régime alimentaire auquel
étaient soumis les malades de l'établissement. Ce
régime, toujours prescrit par les médecins et les
chirurgiens, paraît avoir toujours été assez substan-
tiel : il avait pour base le pain, de la viande et des
légumes.

La qualité du pain variait souvent, en raison de
la fréquence des disettes qui désolaient la province,
et de la cherté du blé qui en était la conséquence.
A certains malades on donnait du pain de froment,
au plus grand nombre du pain bis-blanc ou simplement du pain bis. Ce pain était fabriqué par des
boulangers de la ville, auxquels la fourniture en
en était donnée par voie d'adjudication. A partir de
1769 cependant, et pendant plusieurs années, par
suite de la rareté du blé et du prix élevé des vivres,
en vue de faire des économies, on renonça à ce
dernier système. Le trésorier de l'établissement fut
autorisé à acheter des grains, à faire l'acquisition

d'un moulin et d'une « maye (1), » afin de permettre aux domestiques de l'établissement de fabriquer eux-mêmes le pain, qu'ils devaient ensuite porter cuire au four banal. Cette innovation ne donna pas de bons résultats. Dans la séance du 20 octobre 1775, tenue par le bureau de l'administration de l'Hôtel-Dieu, le Dr Blandin représentait en effet, « qu'il résultait les plus grands inconvénients pour les pauvres de ce que depuis quelques années on avait cessé de les nourrir au pain de froment cuit chez les boulangers et qu'on avait pris le party de faire cuire le pain dans la maison, composé moitié de farine de blé, moitié de farine de froment, qui se portait aux fours banaux pour la cuisson, d'autant que ce même pain, mal pétri, est sujet à se gâter par le transport au four banal, éloigné du dit Hôtel-Dieu, surtout dans l'hiver, ne trempait pas comme le pain de froment, s'aigrissait souvent sur l'estomac du malade et même en relâchait qui n'était pas dans le cas de l'être par leur situation, que de plus les malades étrangers, tels que les soldats passant, n'étaient point dans l'habitude de manger de ce pain, le refusaient ou s'ils en mangeaient s'en trouvaient incommodés et qu'au surplus, à tout considérer, il y aurait une très petite économie à fournir du pain mêlé de seigle et de froment ou du pain de pur froment, à considérer surtout les dépenses qu'il fallait faire pour la cuisson et le temps que les domestiques des pauvres y employaient. » A la suite de ces observations, on renonça à fabriquer le pain à l'Hôtel-Dieu et il fut décidé que l'on donnerait aux malades du pain de froment.

La viande était un objet de consommation quotidienne à l'Hôtel-Dieu, excepté les vendredis et samedis et pendant les périodes du carême et à l'Avent. En 1724, la viande — veau, bœuf ou mouton — était vendue à l'établissement à raison de 3 sols 9 deniers la livre. D'après un compte arrêté le 16 décembre 1771, il fut livré à l'Hôtel-Dieu, du 7 novembre au 1er décembre de cette même

---

(1) Espèce de coffre dans lequel le boulanger pétrit et prepare sa pâte.

année 340 livres de viande à raison de 3 sols 6 deniers la livre. La viande de porc était fort peu en usage.

Les légumes les plus habituellement employés étaient les haricots blancs, les carrottes et les raves. Comme fruits, on distribuait aux malades des châtaignes, des pommes, des poires, des pruneaux.

Le poisson entrait aussi dans l'alimentation des malades, auxquels il était servi les jours dits maigres, le vendredi et le samedi, sous forme de morue, de merluches ou d'anguillettes; ces mêmes jours, on mettait encore à la disposition des hospitalisés des œufs et du fromage.

Il ne semble pas que le vin soit entré habituellement dans la consommation journalière de l'hôpital, tout au moins pendant la première partie du XVIII⁰ siècle. D'après les comptes que nous avons eu sous les yeux, cette boisson n'était prescrite que d'une manière accidentelle et toujours en petite quantité. Ce n'est qu'à partir de 1780 que nous voyons son usage s'étendre et se développer, tout en restant toujours limité à un nombre restreint d'hospitalisés, auxquels le vin n'était donné que sur l'ordonnance du médecin.

Tableau des médecins, chirurgiens et apothicaires qui exercèrent, à Guéret, au cours des XVIIe et XVIIIe siècles, et dont les noms sont venus à notre connaissance.

MÉDECINS.

1600. — Jean-Pierre Rougier,
1655. — Antoine Rodier,
Antoine Blandin,
1680. — Joseph Lejeûne de Villedard,
1699. — René Bouessard du Chesnat,
1700. — Pierre Tournyol,
1705. — Pierre Blandin,
1709. — de Cathemesse,
1733. — Jean-Baptiste Blandin,
1742. — Joseph Pichon de Bury,
1763. — François-Pierre Blandin,
1780. — Jean-Baptiste Fillias.

CHIRURGIENS.

1640. — Guillaume Chanaud,
1650. — Pierre Paillon,
1669. — Pierre Peyronny,
1674. — Pierre Desrierges,
1686. — Jean Aujay,
1682. — Jean Brujas,
1693. — Pierre Richard,
1701. — Guillaume Chanaud,
1715. — Etienne Branche,
1716. — Jacques Cyalis,
Jean Vincent,
1727. — Guillaume Dareau,
Annet Luche,
1731. — Silvain Peyrat,
1733. — Gabriel Lasnier,
1745. — Annet Chanaud,
1750. — Sudre,
1752. — Dareau,

1753. — François Lasnier-Desbarres,
1759. — Pierre Cusinet,
1769: — Pierre-François Desgranges,
        François Cusinet,
1785. — Pierre-François Lasnier-Desbarres,
1788. — Jean-Baptiste Peyrat,
        Dardanne.

APOTHICAIRES

1640. — Jean Voysin, sieur de la Vergne,
1655. — Jean Albret,
1669. — Jean Rodier,
1680. — Anthoine Richard,
1692. — Philippe Forest,
1694. — Jean Voysin,
        Gilbert Laurent,
1690. — Pierre Richard,
1705. — André Chillon,
        Claude Voysin,
1710. — Olivier Guéret,
1720. — Antoine Branche,
1728. — Christofle Fayolle,
1730. — Joseph Richard (fils), dit Beausoleil.
1734. — Léonard Poissonnier des Granges,
1757. — Joseph Peyrat,
        Lasnier-Desbarres,
1780. — Poissonnier.

APPENDICE

Nous avons fait allusion précédemment, en parlant des chirurgiens, aux « garçons » ou « apprentis, » qu'ils s'adjoignaient et qui leur servaient d'aides et d'auxiliaires dans l'exercice de leur profession. Nous avons fait connaître les noms de quelques-uns de ces apprentis : à ces noms, nous pouvons ajouter celui de François de Truffy, fils de Pierre de Truffy, notaire royal aux Forges, paroisse de St-Christophe. En 1726, François de Truffy était « garçon chirurgien en la ville de Guéret, » mais nous ignorons à quel maître il était attaché.

Une autre particularité, dont nous n'avons pas parlé, c'est que entre les chirurgiens et leurs apprentis intervenaient souvent, sinon toujours, des contrats aux termes desquels ces derniers s'engageaient habituellement à rester plusieurs années au service de leurs patrons, auxquels ils devaient en outre payer, en un ou plusieurs termes, une certaine somme préalablement stipulée : les maîtres en retour s'obligeaient à initier leurs apprentis à la pratique de leur art. Nous avons eu connaissance d'un de ces contrats, qui remonte à l'année 1670 : c'est un acte passé devant Lardillier, notaire à Guéret, et que nous croyons intéressant de reproduire.

« Fut présent en sa personne Maistre Pierre Desrierges, maître chirurgien, demeurant en cette ville de Guéret, lequel de son bon gré et volonté a promis et s'est obligé par ses présentes, envers M. Guillaume Desardillier, le jeune, marchand, demeurant en la dite ville de Guéret, présent, à savoir que le dit Desrierges a promis aprendre bien et fidèlement l'art et la vocation de chirurgien à Thomas Desardillier, et ce pendant le temps de trois années consécutives, à commencer de ce jourd'hui, moyennant la somme de cent livres pour les dictes trois années, payable la dite somme, savoir : cinquante livres au jour de Noël prochain. les autres cinquante livres du dit jour de Noël en deux ans, le tout prochain venant, à quoi faire le dit Desardillier oblige tous ses biens présents et à venir et encore de faire demourer le dit Thomas, son fils. pendant les dites trois années à la compagnie du dit Desrierges et aussi s'oblige à faire et entretenir ce que dessus à peine de tous dépens et dommages-intérêts.

« Fait et passé en la ville de Guéret, maison du notaire soubsigné, après midy, le second février mil-six-cent-soixante-dix, en présence de M. Anthoine Boyleau, prêtre de la communauté de cette ville, et de Etienne Branche, praticien, demeurant à Guéret, témoins soussignés avec les dites parties »

Au moment où nous allions clore ces notes, un contrat du même genre que celui qui précède nous a été communiqué, en même temps qu'un autre fort curieux et peu banal : le premier est également un acte notarié, passé devant maître Chanaud, le 10 octobre 1705 et où les obligations réciproques des parties sont très explicitement stipulées. Voici ce document :

« Le premier jour du mois d'octobre, mil-sept-cent-cinq, après midi, au bourg d'Adjain, maison de Marie Durand, veuve en premières noces de Marien Picaud, maistre chirurgien du dict bourg et en secondes de Silvain Rothonnet, aussi maître chirurgien, par devant moi, notaire royal soubsigné et establi en la ville de Guéret, a comparu maistre Guillaume Chanaud, chirurgien royal juré, commis au rapport de la province de la Marche, demeurant en la dicte ville de Guéret, lequel de son bon gré et bonne volonté s'est obligé de nourrir. coucher et blanchir et apprendre son art de chirurgien, autant qu'il dépendra de lui, pendant deux années consécutives, qui commenceront du quinzième jour du présent mois pour finir à pareil jour de l'année mil-sept-cent-sept, à Antoine Picaud. fils de la dicte dame Durand du dit bourg d'Adjain. présent et acceptant, moyennant quoi ycelui Picaud et la dicte dame Durand sa mère. aussi présente, se sont obligés conjointement et solidairement l'un pour l'autre, renonçant au bénéfice de division et ordre de discution, de bailler et payer au dict sieur Chanaud, aussi acceptant comme dessus la somme de deux cents livres, payable par la dicte Durand et le dict Picaud, son fils, solidairement comme dessus, scavoir la somme de cinquante livres au jour et feste de St-Martin prochain et venant, autres cinquante livres du dict jour de St-Martin en six mois aussi prochain venant, et ainsi à continuer de six mois en six mois pareille somme de cinquante livres, jusqu'à l'entier et final paiement de la dicte somme de deux cents livres, prix du dict apprentissage, à quoi faire les dictes parties chascune es droit, scavoir la dicte Durand et le dict Picaud, son fils, ont obligé tous leurs biens meubles présents et à venir et s'est obligé le dict Picaud de faire les dictes fonctions d'apprenty, suivant les ordres qui lui seront donnés par le dict Chanaud. Ainsi faict et passé au dit Adjain, en présence de M. Jacques Peyrat et François Cusinet, habitants de la ville de Guéret, y demeurant. témoins soubsignés..... »

Le second contrat, que nous voulons signaler, est relatif à un arrangement fait entre un chirurgien et un particulier de la ville : nous en reproduisons le texte, qui ne saurait être analysé :

« L'an 1692, le 2 décembre, en la demeure du notaire soussigné (Sudre)... furent présents : 1° François Meusnier, maitre paumier, et 2' Estienne Peyronny, chirurgien, fils de defunct Pierre Peyronny, aussi chirurgien et de Marie Faure, les dits demeurant au faubourg de cette ville, lesquels de leur plein gré et volonté ont fait le traité et convention qui suit : scavoir, que le dit Meusnier s'est obligé de nourrir et entretenir en sa maison le dit Peyronny à sa table, de l'habiller suivant son état et condition, pendant le temps et espace de cinq années, à commencer de ce jour. moyennant quoy le dit Peyronny s'est pareillement obligé de raporter au dit Meusnier tous les gains et profits qu'il pourra faire de son art de chirurgien ou autrement sans réserve, — outre ce que dessus iceluy Peyronny délaisse au dit Meusnier la jouissance de tous ses biens paternels et maternels consistant en moitié de

mestairie située au village de Murat, paroisse de
St-Léger (1),.... »

Avant de terminer, nous devons mentionner les
noms d'un chirurgien et d'un apothicaire de Guéret,
qui ne figurent pas dans le tableau dressé précédemment. Il s'agit, d'une part, de Léonard Simonet,
« chirurgien à Guéret » en 1711, et, d'autre part,
de Moreil Glaudeau, qui vivait vers 1660. Le nom
de ce dernier figure sur une note de drogues et de
médicaments, fournis par lui à Marguerite Cous-
turier des Prugnes, « dans une maladie, lorsqu'elle
demourait dans sa maison. » Nous ne possédons
du reste sur ce chirurgien et cet apothicaire aucun
autre renseignement.

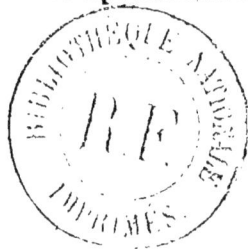

(1) Documents extraits des minutes de l'étude de Me Lassarre,
notaire à Guéret, communiqués par M. Maurice Pineau.

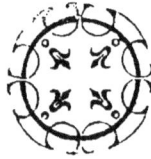

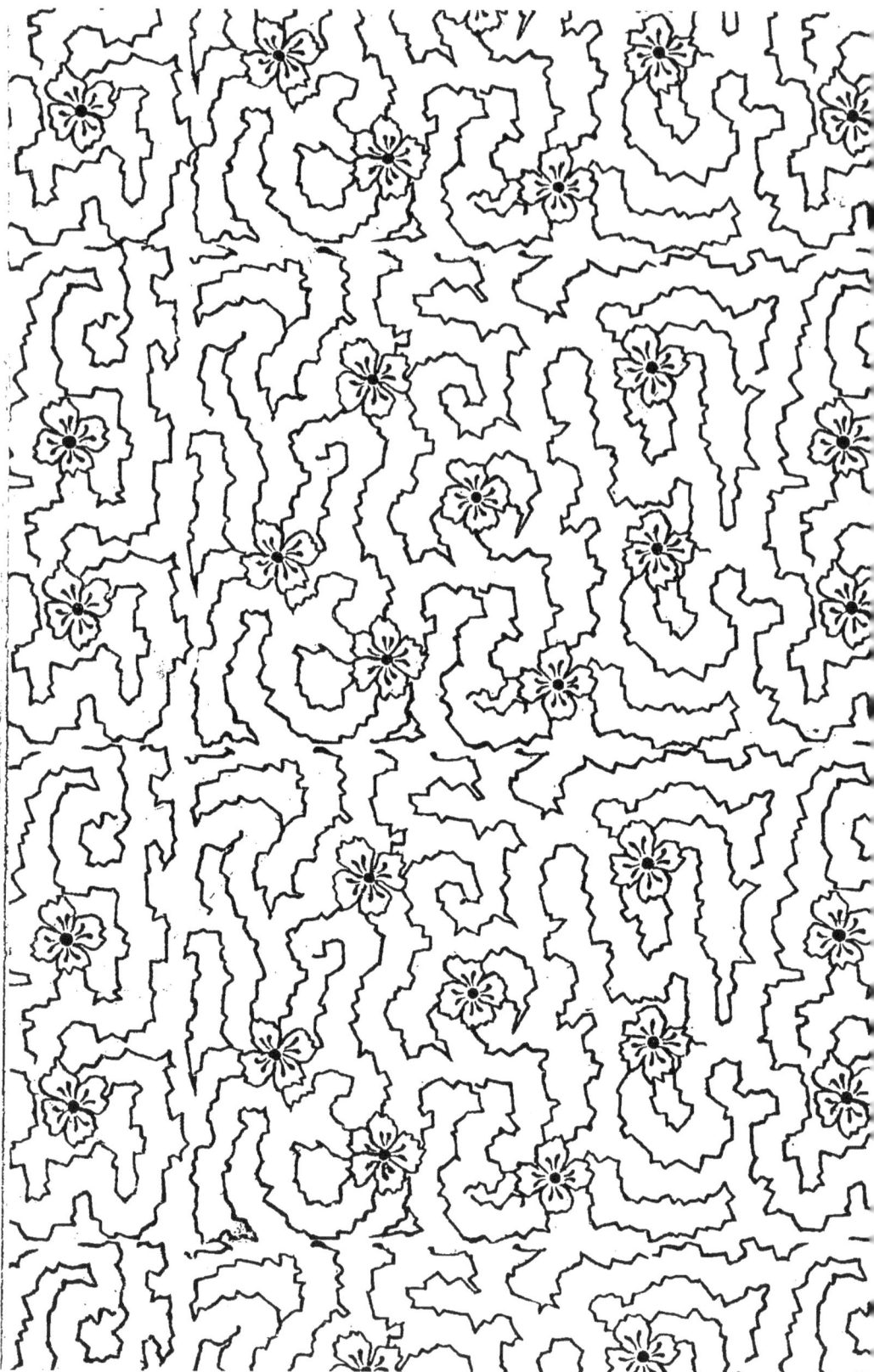

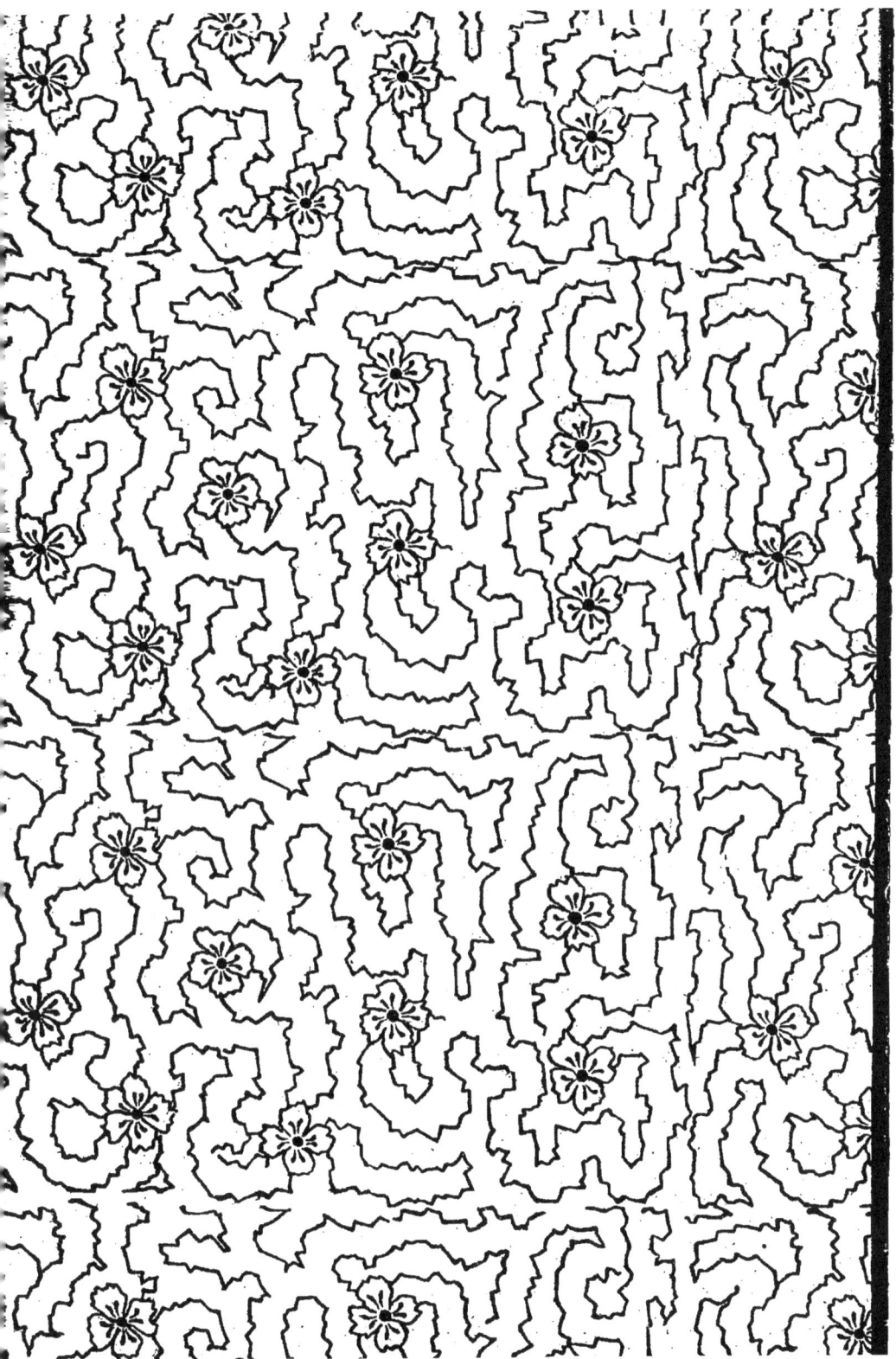

BIBLIOTHEQUE NATIONALE DE FRANCE

3 7531 00837603 1